ユーキャンの
医療事務

リアルにわかる
お仕事マニュアル

クリニック編

酒井深有　著

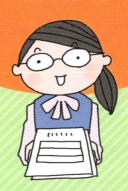

はじめに

　私は、医療事務の現場経験は20年以上になりますが、その間に二度、悩んだことがありました。

　一度目は就職したての時です。受付に立って初めて、医療事務の業務が私の想像以上であることを知り、**「医療事務はこんなにも幅広い業務をこなしているのか」** と驚きました。自信に満ちて就職した私は医療事務本来の役割をまったく考えもしなかったことに、とても恥ずかしさを覚え、これからやっていけるのかと悩んだことを今も鮮明に覚えています。

　二度目は、8年間のブランクから、医療事務の業務にいざ復帰しようと思った時です。履歴書には、現場経験の内容と取得資格を書きますが、**「自分の経歴に見合う業務ができるのか？」「自分は今の状況についていけるのか？」** などのプレッシャーでなかなか復帰することができませんでした。ブランクから復帰される方は同じ不安を抱えているのではないでしょうか。

　今思えば一度目より二度目のほうが、経験があったにも関わらず不安は強かった気がします。

　そして、**「今の医療事務の業務がリアルにわかる本はないのか？」** と何軒も本屋さんを回って探しましたが、結局巡り合えませんでした。かつて働いていた時から何が変わって、どんな新しい制度ができたのか、そんなリアルな情報を知ることができれば安心してすぐに復帰できたのではないかと思います。

　この本のお話をいただいたとき、私がかつて巡り合えなかった、

　新人さんやブランクがある人でもスラスラと読め、今の医療事務の業務がリアルにわかり、医療事務員として安心して現場に立つことができるマニュアル本。

　という、"理想"に近い一冊を作れるチャンスだと思いました。そして、今回その一冊ができたと自負しています。

　この本を通して、今現に復帰できていない方や、初めての現場で業務についていけていない方へのサポート本としてお役に立てること、そしてみなさんが医療事務の仕事に誇りをもって、活き活きとした姿で現場に立てることを願います。

酒井 深有

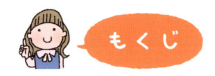

第1章 外来業務 ... 1

医療事務員の1日のざっくりタイムスケジュール ... 2

1 受付業務 ... 4
- ① 来院理由に関する簡単な問診 ... 5
- ② 保険証・受給者証の確認 ... 7
- ③ 問診票への記入依頼 ... 41
- ④ 患者情報の登録 ... 43
- ⑤ カルテの作成 ... 45
- ⑥ 診察券の発行 ... 47

2 健康保険給付外の受付 ... 48
- 特定健康診査・特定保健指導 ... 49
- 健康診断 ... 55
- 診断書等の交付 ... 57
- 予防接種 ... 59
- 介護保険主治医意見書の作成 ... 66
- 労災（労働者災害補償保険法）と自賠責（自動車損害賠償責任保険） ... 70

3 会計書（領収書）の発行 ... 76

4 会計 ... 80

第2章 保険（レセプト）請求【理論編】 ... 85

1 レセプト ... 86

2 ⑪初診料・⑫再診料 ... 90
- ⑪初診料 ... 90
- ⑫再診料 ... 93
- ⑪初診料・⑫再診料共通 ... 97

3 ⑬医学管理等 ... 101

4 ⑭在宅医療 ... 118
- 在宅患者診療・指導料 ... 118
- 在宅療養指導管理料 ... 127

iii

5 ⑳投薬（院内処方）と㊿処方箋（院外処方）……………………… 132
ㅤ⑳院内処方 ……………………………………………………………… 133
ㅤ㊿院外処方 ……………………………………………………………… 137
ㅤ院内処方と院外処方の共通事項 …………………………………… 141

6 ㉚注射（㉛筋注 ㉜静注 ㉝その他）……………………………… 149

7 ㊵処置 ………………………………………………………………… 155

8 ㊿手術、麻酔 ………………………………………………………… 162

9 ㉍検査 ………………………………………………………………… 169
ㅤ検体検査 ……………………………………………………………… 172
ㅤ生体検査 ……………………………………………………………… 180
ㅤ病理学的検査 ………………………………………………………… 183

10 ㉞画像診断 …………………………………………………………… 186

第③章 **保険（レセプト）請求【実践編】**………………………… 193
ㅤ保険請求 1か月のざっくりタイムスケジュール ……………… 194

1 レセプト点検 ………………………………………………………… 196

2 オンライン請求 …………………………………………………… 202

3 返戻・増減点・過誤調整 ………………………………………… 206
ㅤ返戻 …………………………………………………………………… 208
ㅤ増減点 ………………………………………………………………… 210
ㅤ過誤調整（再審査請求） …………………………………………… 212

4 突合点検・縦覧点検・入外点検 ………………………………… 214
ㅤ突合点検 ……………………………………………………………… 214
ㅤ縦覧点検 ……………………………………………………………… 217
ㅤ入外点検 ……………………………………………………………… 217

5 再審査請求・取り下げ請求 ……………………………………… 218

付　　録 ① 現場で役立つ接遇・マナー……………………………… 222
ㅤ② 現場で役立つ外国人応対 ………………………………………… 229

ㅤさくいん ……………………………………………………………… 232

❶ **おことわり** 本書の診療報酬は、2020 年 4 月改定を反映しています。なお、2020 年 2 月に指定感染症に指定された新型コロナウイルス感染症の流行に伴い、2020 年 6 月現在、診療報酬の点数や請求についての臨時的な取扱いや、指定難病・小児慢性特定疾病に係る受給者証有効期間の延長など多数の通知が出されています。いずれも臨時的な対応であるため本書内には記載しておりませんので、厚生労働省の通知などでご確認ください。

誰かに助けてもらえてるうちはいいのですが…

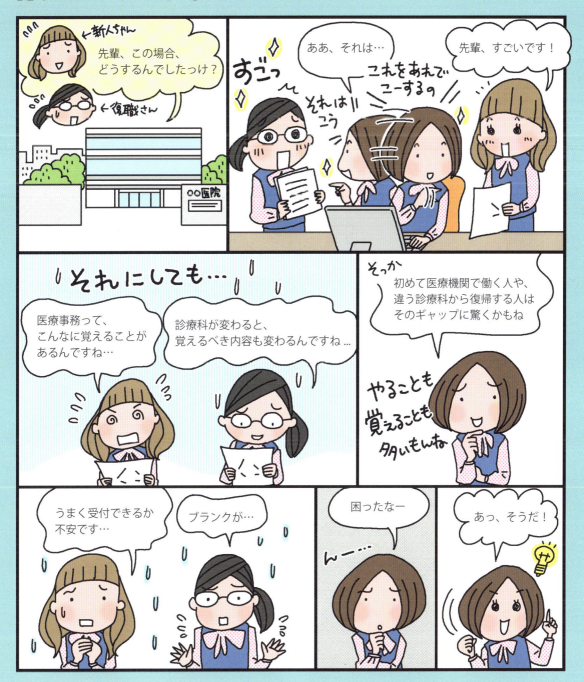

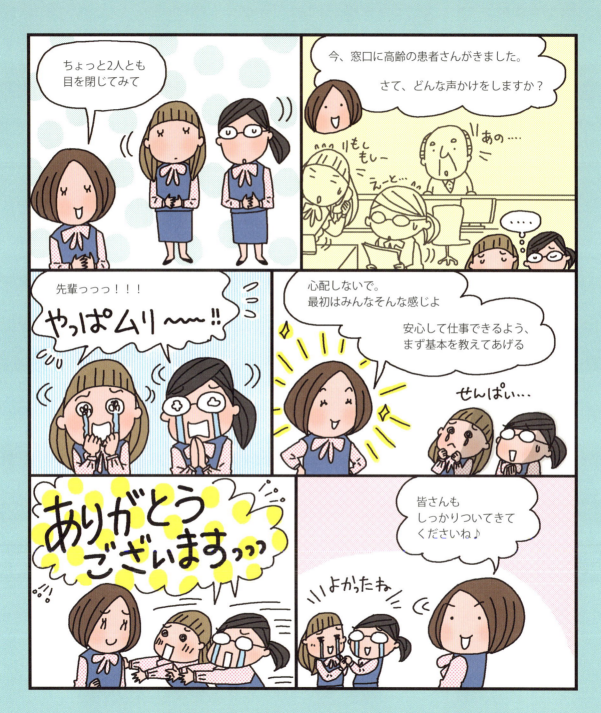

第 1 章
外来業務

患者さんの来院目的にスムーズに応対することが受付の仕事です。では、うまく受付をこなすにはどうすればよいのでしょう？ 患者さんの立場に立てばおのずと正解に近づくでしょう。あとは、基本の知識さえあればバッチリです。

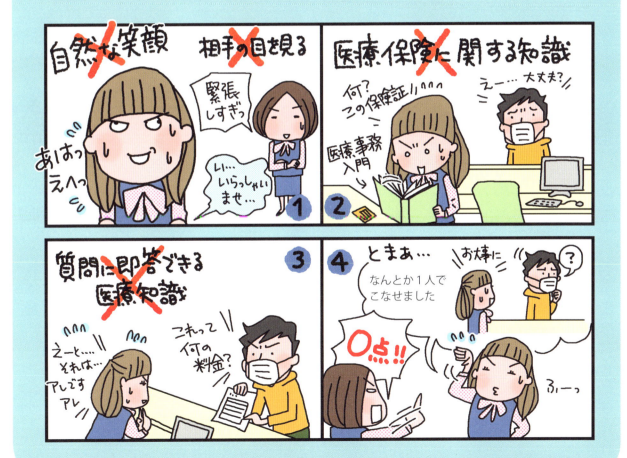

医療事務員の 1日の\ざっくり/タイムスケジュール

医療事務に興味はあっても、具体的な仕事内容がイメージできない人は多いようです。中には「目が回るほど忙しい」という評判だけを聞いて、腰が引けている人も。正しいイメージを描くために、まずは1日の仕事の流れをつかむところから始めましょう。

主な日常業務

1. 受付業務 …………………… p.4
2. 健康保険給付外の受付 …… p.48
3. 会計書（領収書）の発行 …… p.76
4. 会計 ………………………… p.80

毎回、担当場所が変わるクリニックと固定のクリニックがあります

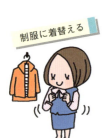
制服に着替える

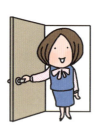

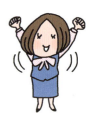

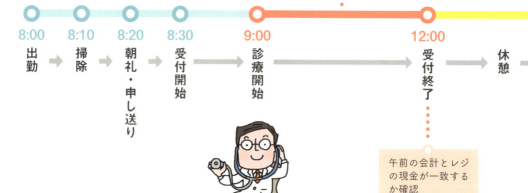

8:00 出勤 → 8:10 掃除 → 8:20 朝礼・申し送り → 8:30 受付開始 → 9:00 診療開始 → 12:00 受付終了 → 休憩

午前の会計とレジの現金が一致するか確認

※午前診療 9:00〜12:00　午後診療 15:30〜18:30 の場合

保険請求期間は…
- レセプト点検
- 返戻処理（へんれい）
- 増減点表確認
- オンライン請求

保険請求期間はこの時間を使って左記の作業をすることがあります

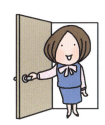

制服に着替える

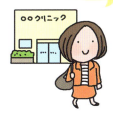

施錠と電気などが消えていることを確認して退出

14:30		15:00	15:30		18:30		19:00
出勤	掃除・レジのお金のチェック　午後診療の準備・申し送り	受付開始	診療開始		受付終了	先生に現金を渡す	業務終了

1日分の会計が合っているか確認

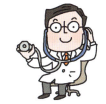

1 受付業務

クリニックを訪れる患者さんのほとんどは不調や不安を抱えています。そんな患者さんに安心感を与え、スムーズな受診へと案内するのが受付業務です。

受付の役割

 二人ともどうしたの。表情が固いわよ

 受付に座ると緊張しちゃって…

 うまくこなせるか考えるとドキドキです…

 患者さんを不安にさせないようにスマイルスマイル♪

受付はいわば**クリニックの顔**です。患者さんがクリニックに対して抱く印象を大きく左右するといっても過言ではないため、明るく親切な応対が求められます。

窓口に立つことが不安なのは自分なりの正解をもてていないことが原因です。まず、次ページに示す「受付業務の流れ」を頭に叩き込んでください。これが基本フォームになります。そのうえで、各手順のポイントを押さえます。あとは数をこなせば、気づいたときには不安は消し飛んでいるでしょう。自信がつけばきっと窓口に立つのが楽しみになりますよ。

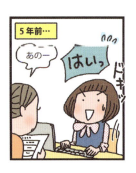

受付業務の流れ

● 初診の場合

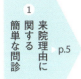
1 来院理由に関する簡単な問診 p.5

2 保険証・受給者証の確認 p.7

3 問診票への記入依頼 p.41

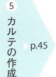
4 患者情報の登録 p.43

5 カルテの作成 p.45

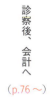
6 診察券の発行 p.47

診察後、会計へ（p.76〜）

→ 健康保険給付外の受付の場合（p.48〜）

以下、初診の流れをもとに各手順のポイントを説明します

1　来院理由に関する簡単な問診

1　患者さんがクリニックを訪れる理由は十人十色

患者さんがクリニックを訪れる理由は**病気での受診だけとは限りません。**

①特定健診を受けるための受診（→ p.49）
②予防接種を受けるための受診（→ p.59）
③就職や試験などで必要な健康診断書を取得するための受診（→ p.55）
④業務災害による受診（→ p.70）
⑤交通事故等による受診（→ p.75）
⑥（主に初診時など）保険証を持参されずに受診希望での来院
⑦提出用診断書の発行のみを希望しての来院（→ p.57）
⑧検査予約の当日による来院やその結果を聞くための来院

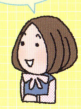

どんな患者さんにも対応できる柔軟な声かけを心がけましょう

1　受付業務　5

2　窓口で行う口頭の問診の重要性

　患者さんは「とりあえずクリニックに出向けば、なんでも対応してもらえる」と思って来院します。医療知識に乏しい患者さんは、たとえば明らかに整形外科にかかるべきケガの場合でも、「これくらいのケガなら内科でも診てくれる」と思ってしまうものです。

　もし、勤め先のクリニックで行えない内容（たとえば、「扱っていないワクチンの予防接種を希望された」「ケガをしてきたけどクリニックで治療できる範囲ではない」など）であれば、然るべき説明をして丁寧にお断りをしなければなりません。

　よくあるのが、患者さんの訴えた症状が、勤め先のクリニックでは診られない範囲の症状であるケースです。詳しく来院理由を聞かずに受け付けてしまい、診察に入って初めて先生から「この症状はうちでは専門外だから診られない」といわれる…。患者さんは当然、さんざん待たされた挙句、診てもらえないことに腹を立てて帰ることになります。このような受付時の判断ミスがクリニックの評判を落とすことにつながります。

　特に初診時は「問診票に記入してもらう前の問診」が重要です。窓口を訪れた患者さんに「今日はどうされましたか？」と声かけしたのち、話をしっかり聞くことが医療事務員に任された仕事です。

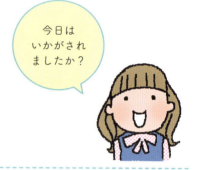

3　患者さんの満足度を上げるための工夫

　医療事務員は医療に携わる者ではありますが、看護師さんのように国家資格をもっているわけではないため、口頭での問診だけで勝手に判断するのも危険です。話を聞いていて判断に困る内容は、早めに「確認して参ります」といって、看護師さんに相談しましょう。

　もし話を聞いた結果、違う診療科に該当する疾患である場合、付近の違う診療科の場所を普段から把握しておき、「この近くの〇〇科でしたら、△△医院がありますよ」など、次の行動につながる情報を追加して教えてあげると親切です。診療を断る場合でも、クリニックの顔として来院した人を不快な気持ちにさせず、満足度を上げる工夫をしましょう。

　最初から、勤め先のクリニックがどこまで対応できるのかを把握することは難しいですが、判断に困ることはすぐに相談し、その結果や対応をしっかりと把握して、「勤め先のクリニックの診療を行える範囲」を覚えていくことが必要です。

2 保険証・受給者証の確認

　一番難しいと感じるのは保険証・受給者証の確認だと思います。種類が多いうえ、確認間違いがあるとクリニックの損失につながりかねないためプレッシャーも大きい作業です。
　でも、心配は不要です。押さえるべきポイントを頭に入れ、回数をこなせばプレッシャーは消え去るはずです。
　ここから先、ルールの話が続きます。無理に理屈を覚えるより、現場に入ったらいろいろな保険証・受給者証を見て、目で覚えてください。

 保険証の確認ってそんなに重要なんですか？

 不備があると、診療報酬請求の請求書が受理されないの

 あと、患者さんにも再度来院してもらうなど、迷惑がかかってしまう…

 そうなんですね…ちゃんと確認できるか心配です

 不備がないよう押さえるべきポイントを頑張って覚えるように！

1 保険証・受給者証の確認が必要なタイミング

　まず、保険証や受給者証は、来院した患者さんが下記に該当する場合、必ず確認する必要があります。

● 保険証の確認が必要な場合
・初診時
・再来患者さんの月初めの受診時
・保険変更時（都度）

● 受給者証の確認が必要な場合
・地方自治体（子・障・母）や公費（ただし、保険証がなく単独のケースもあり）の受給者証を保険証と一緒に提示された場合

2 どうして保険証の確認が必要なのか

保険証の提示義務は下記のように法律で定められています。

> 病院または診療所から療養の給付を受けようとする者は、被保険者証を当該保険医療機関等に提出しなければならない。　──健康保険法施行規則第53条

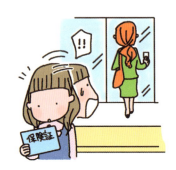

「そういう法律がある」というのも理由の1つですが、それよりも大きいのは、「クリニックの収入に大きく関係してくる」という点です。ご存知のように医療事務員は毎月1回、診療報酬請求を行います。会計時に患者さんからいただいた一部負担金の残りの金額を保険者に請求する業務です。請求書を作成するときに、患者さんの保険資格情報が必要になります。もしその情報に不備がある場合は、診療報酬明細書（レセプト）が受理されず医療機関に戻され、後に正しい情報がわからない場合は、その分の収益が医療機関に入らなくなります。だからこそ情報をしっかりと確認する必要があるのです。

万が一、保険資格を喪失していたり、こちらのミスで一部負担金の負担率を間違えていたりすると、後日患者さんに再度来院して提示し直してもらったり、不足分のお支払いをしていただくといった余計な手間をかけてしまうことにもつながるため、万が一にも間違いのないよう、細心の注意を払わなくてはいけません。

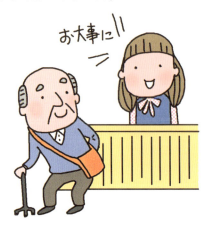

3　医療費の患者自己負担割合

患者さんの窓口自己負担分は、表1-1のように、保険別ではなく年齢や所得によって分けられています。

表1-1　患者自己負担割合

年齢	患者自己負担割合
6歳・3月末以前（義務教育就学前）	2割
6歳・4月（義務教育就学）以降〜69歳	3割
70〜74歳（高齢受給者）	2割（現役並み所得者：3割）
75歳以上（後期高齢者）	1割（現役並み所得者：3割）

社会保険の自己負担は、1984年から1割、1997年に2割になり、2003年4月に3割になりました
国民健康保険は1961年から3割です

これだけ！アドバイス

● 負担割合の変更に注意！

幼児の場合、子ども医療費助成制度（➡ p.25）によって窓口の負担がないため、負担割合を気にしていないことが多いと思いますが、義務教育就学と同時に2割→3割に変更されます。居住地の都道府県外での受診の場合などで、窓口負担が発生したときにこのことを理解していないと間違った説明をしてしまいます。

4 保険証のチェックポイント

保険証を提示してもらったら、それが患者さん本人のものであるかを確認する必要があります。たとえば、国民健康保険の被保険者証では、図1-1に示した項目を確認します。

図1-1 国民健康保険被保険者証のチェックポイント

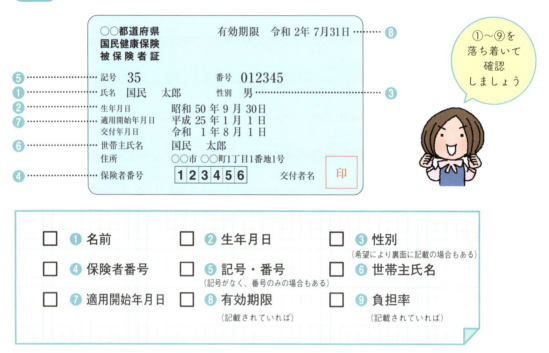

 保険証をもっていない患者さんの場合はどうすればいいんですか？

 その日の医療費が全額自費負担（10割）になることを伝えればいいと思いますよ

 後日、保険者または役所に申請すれば保険分の金額が払い戻しになることもお伝えしてね。医療機関で払い戻しをするところとしないところがあるので、勤め先のクリニックはどうするのか確認すること

まずは全体から押さえましょう。保険制度と法別番号は表1-2の通りです

表1-2 保険制度と法別番号

保険者		法別番号	保険制度	対象者	番号桁数
①被用者保険（社保・職域保険）	全国健康保険協会（協会けんぽ）	01	全国健康保険協会管掌健康保険	主として中小企業が該当	8桁
	全国健康保険協会	02	船員保険	・船舶所有者に雇用されている海上勤務者 ・船員・機関長・機関士・航海士 ・船舶通信士・甲板員 ・商船大学の学生	
	全国健康保険協会（協会けんぽ）	03 04	日雇特例被保険者の保険 一般療養 特別療養費	日雇労働者	
	各健康保険組合	06	組合管掌健康保険	・主に大企業従業員が該当 従業員常時700人以上の事業所の者 同業種の複数企業が共同設立する場合は3000人以上の従業員	
	各駐屯地の部隊	07	防衛省職員給与法による自衛官等の療養の給付	・自衛官・防衛大学の学生 ・自衛隊病院勤務者（自衛隊員） ＊家族は防衛省共済組合（法別番号31）	
	各共済組合	31	国家公務員共済組合	・国家公務員	
		32	地方公務員等共済組合	・地方公務員	
		33	警察共済組合	・警察官	
		34	公立学校共済組合 日本私立学校振興・共済事業団	・公立学校教職員 ・私立学校教職員および日本私立学校振興事業団職員	
	各健康保険組合	63	特定健康保険組合	特定組合退職者	
	各共済組合	72	国家公務員特定共済組合	特定共済退職者	
		73	地方公務員等特定共済組合		
		74	警察特定共済組合		
		75	公立学校特定共済組合 日本私立学校振興・共済事業団		

➡ 次ページにつづく

表1-2 保険制度と法別番号（つづき）

保険者		法別番号	保険制度	対象者	番号桁数
②国民健康保険（国保・地域保険）	各市町村（特別区）	なし	国民健康保険（一般国保）	社保や国保組合に加入をしていない者（自営業者・自由業者・年金生活者など）	6桁
	各国民健康保険組合	なし	国民健康保険組合（国保組合）	社保や一般国保に加入をしていない者で、同種の事業に従事する300人以上で組織された者	
	各市町村（特別区）	67	国民健康保険法による退職者医療	国保の加入者で年金の受給権者	8桁
③後期高齢者	各後期高齢者医療広域連合	39	高齢者の医療の確保に関する法律による療養の給付	・区域内に住所を有する75歳以上の者 ・65歳以上75歳未満の政令で定める程度の障害をもち、後期高齢者医療広域連合の認定を受けた者 ・生活保護受給者は適用除外	8桁

5 保険の種類

保険の種類は大きく下記のⅠ〜Ⅲの3つに分けられます。

Ⅰ. 社会保険（社保・職域保険） ……………………………… p.13
Ⅱ. 国民健康保険（国保・地域保険） ………………………… p.16
Ⅲ. 後期高齢者 ………………………………………………… p.18
Ⅳ. その他 ……………………………………………………… p.20

Ⅰ〜Ⅲに含まれない保険はⅣで紹介します

I. 社会保険（社保・職域保険）

社会保険（職域保険）は、大きく以下のように分類されます。

①健康保険……一般の被保険者（会社員）とその扶養家族が加入
　　a. 全国健康保険協会管掌健康保険（協会けんぽ）……中小企業が加入
　　b. 組合管掌健康保険……大企業が加入
②共済組合……公務員とその扶養家族が加入
③船員保険……船員とその扶養家族が加入

図1-2　社会保険被保険者証のイメージ

健康保険被保険者証
本人（被保険者）　　00111
令和 2年 6月25日交付
記号　21700023　番号　21
氏名　コクミン タロウ　国民 太郎
生年月日　昭和50年 9月30日
性別　男
資格取得年月日　令和 2年 6月 1日
事業所名称　○○ 株式会社
保険者番号　01123456
保険者名称　全国健康保険協会 ○○支部
保険者所在地　○○市○○区○○町○-○-○
印

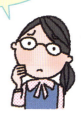

以前は"政管健保"って呼んでたので、突然名前が「協会けんぽ」に変わっててびっくりしました。それに保険者番号も昔は4桁でしたし…

これだけ！アドバイス

● 政管健保から「協会けんぽ」への変更

中小企業等で働く従業員やその家族が加入している健康保険（政府管掌健康保険）は、従来、国（社会保険庁）で運営していましたが、2008年10月1日、新たに全国健康保険協会が設立され、協会が運営を行っています。そのため、「協会けんぽ」と呼ばれます。

任意継続保険

　任意継続とは、退職しても今の健康保険をそのまま継続できるシステムです。継続できるのは最長2年までで、保険証に任意継続被保険者であることと、有効期限が記されています。
　任意継続被保険者の該当条件等は、表1-3に示す通りです。

図1-3　任意継続保険被保険者証のイメージ

この保険証を持参されたら、必ず電子カルテ等の登録時に「有効期限」を入力しておきましょう

有効期限（＝資格取得から2年後）記載されている日は喪失する日ですが、なぜかこの日まで有効だと勘違いする人が多いです。「記載されている日の前日」までが有効となります。

表1-3　任意継続被保険者の取り扱い

受給資格	被保険者の資格を喪失したものであって、喪失の日の前日まで継続して2か月以上被保険者であった者
手続期限	被保険者の資格を喪失した日から20日以内に「任意継続被保険者資格取得申出書」を提出すること
資格喪失（有効期限）	任意継続被保険者となった日から起算して2年を経過したときは資格を喪失する
給付範囲	健康保険法による「療養の給付」と同様の保険給付となる
保険料	事業主負担分の保険料を含む全額を任意継続被保険者が負担する義務がある
その他	被扶養者（家族）も給付の対象となる

> **これだけ！アドバイス**
>
> ● 資格証明書（図1-4）
>
> 社会保険被保険者証（図1-2・1-3）は、各保険者に手続きして発行してもらうので、手元に届くまでに時間がかかります。その間に受診したい場合、保険証がないと自費扱いになってしまいますが、あらかじめ勤務先に資格証明書を発行してもらえばその間、この証明書で保険扱いにすることができます。

せっかく資格証明書を発行して持参してもらっても、保険証と同じ情報が記入されていない場合もあるので、きちんと内容を確認してください

同じ情報が入ってない場合は？

取り扱いできません

有効期限もしっかりと確認しないといけませんね

図1-4 健康保険被保険者資格証明書のイメージ

```
              健康保険被保険者資格証明書

                    交付年月日  ○年1月8日交付
                    有効期間   ○年1月8日から○年1月12日まで

  保険者  番  号    0 6 1 3 0 0 0 0
         名  称    ○×製パン健康保険組合
         所在地    東京都千代田区神田×番地

  被保険者 氏  名  記号 ××××  番号 △△△△
         フリガナ
         氏  名    ○○○○ ○○○     男・女
         生年月日   明・大・昭・平 46年1月25日
         現 住 所   東京都渋谷区×××-×-×
         資格取得
         年 月 日   昭和・平成・令和 ○年○月○日

  本証明書発行の理由    保険証手続き中

  上記の者は、当事業所の使用する被保険者で、現にその資格
  を有することを証明する。
   ○年1月8日
  事業者氏名  ○×製パン  株式会社  東京工場
  所 在 地   東京都千代田区××××-×-×
  事業主氏名  工場長  ○○○○ ○○○

                                        印
```

1 受付業務 15

Ⅱ. 国民健康保険（国保・地域保険）

国民健康保険は、一般国保と国保組合の2つに分かれます。

- 一般国保（市区町村国保）……市区町村の自治体が運営
  職域保険の未加入者で75歳未満の人が対象
  （自営業・自由業・フリーター・農業従事者等）
- 国保組合……国民健康保険組合が運営
  特定の業種の自営業者（同業種によって設立された組織）
  （全国土木建築国民健康保険組合・全国歯科医師国民健康保険組合など）

図1-5　国民健康保険被保険者証（市区町村）のイメージ

```
○○都道府県        有効期限　令和3年7月31日
国民健康保険
被保険者証

記号  42-00        番号  0000
氏名  国民　花子    性別  女
生年月日     昭和55年4月1日
適用開始年月日  平成20年1月1日
交付年月日    令和2年8月1日
世帯主氏名   国民　太郎
住所        ○○市○○町1丁目1番地1号
保険者番号  010101    交付者名   印
```

国保は市区町村で、勤めている人はすべて社保だと思っている人が多いです。勤めている人で国保組合に属する人も多いので意識しましょう！

国民健康保険被保険者資格証明書

国民健康保険料の滞納者に対して交付される証明書です。

　特別な事情があると認める場合を除き、滞納者は被保険者証の返還を求められ、「国民健康保険被保険者資格証明書」（図1-6）が交付されます。

　被保険者（患者さん）に診療を行った場合は、窓口において全額を徴収し、レセプト上部余白に「特別療養費」と朱記し別綴りにします（電子データではなく、紙レセプトで提出）。

被保険者（患者さん）は支払った費用について特別療養費として保険者に申請し償還払いを受けます。

国保扱いをして窓口で3割だけ徴収する間違いが多いんですよね…

へぇ～

全然気づかなくて、ある日、返戻が来てびっくりするのよね～

しかも、知識不足で戻された理由に気づかないこともあります…

図1-6　国民健康保険被保険者資格証明書のイメージ

```
┌─────────────────────────────────────┐
│        国民健康保険被保険者資格証明書        │
│  交付年月日　　年　月　日　交付  資証  番号  │
│  有効期限　　　年　月　日　まで              │
│  ┌──┬─────────────────────────┐ │
│  │世 │氏　名                          │ │
│  │帯 │生年月日      年　月　日        │ │
│  │主 │住　所                          │ │
│  ├──┼─────────────┬──────────┤ │
│  │保 │保険者番号        │負担金│10割 │ │
│  │険 │並びに保険者      │の割合│     │ │
│  │者 │名称及び印        │      │     │ │
│  └──┴─────────────┴──────────┘ │
│  注意事項                              │
│  1. この証で診療を受けるときは、        │
│     診療費用の全額を支払って下さい。    │
│     以下省略                           │
└─────────────────────────────────────┘
```

これだけ！アドバイス

● 資格証明書を持参した患者さんへの応対のポイント

・証明書持参者＝保険料滞納者を意味するため、窓口での負担割合は10割になります。保険料を納めない限りこの措置がとられます。
・有効期限があります。
・保険料を納めれば、負担割合が3割になり7割が保険者から戻ってきます（ただし、患者さん本人が必ず医療機関から発行の領収書等を市区町村に持参し、申請する必要があります）。

1　受付業務　17

III. 後期高齢者

　75歳の誕生日に、今まで加入していたそれぞれの保険から後期高齢者医療制度に切り替わります。対象者が取得できるのが「後期高齢者医療被保険者証」（図1-7）です。

　65歳以上74歳以下であっても、寝たきりなどの一定の障害があると認定された場合、適応されることがあります。

　月の途中でも誕生日の日から適応になります。

> **これだけ！アドバイス**
>
> 「後期高齢者＝75歳以上」ではありません。一定の条件を満たした人は65歳～でも取得できます（障害認定日から該当）。
>
> また、2018年8月から、レセプト特記事項への区分表記が必須になりました。区分を間違えると返戻対象になるので注意しましょう！

図1-7　後期高齢者医療被保険者証のイメージ

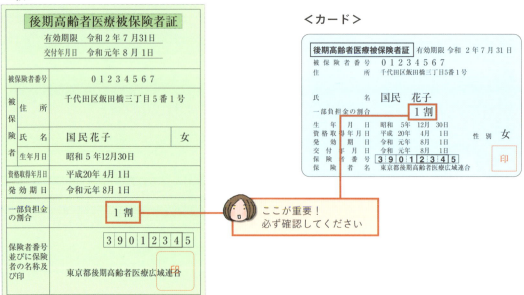

頻出トラブル対処法❶

保険証は1年ごとに更新されますが、負担割合が変更になっていることが少なくありません。番号の確認に気を取られて、負担割合の確認を見落としがちです。その結果、1割から3割に変更されていた患者さんに後日、2割分を追加徴収しなくてはいけなくなって気まずくなる、あるいは小言をいわれることがよくあります。トラブルを回避するために、番号だけでなく負担割合も必ずチェックする習慣を身に付けましょう。どうしても忘れてしまう人は、更新時期にメモ帳などに大きな字で「負担割合を確認」などと書いて、目につく場所に貼り付けておきましょう。

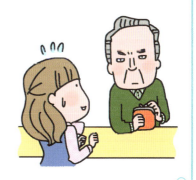

 患者さんによって保険証に加えて受給者証を渡されるんですけど…

 私もです。見慣れない受給者証だと、頭が真っ白になります…

 しかも、たくさん提示されて必要なものを選んでくれって…

 患者さんにとって何が必要なのかを見極められるようにならなきゃね 次のページからは受給者証について確認するわよ！

Ⅳ. その他

　ここからは患者さんの条件・環境によってⅠ～Ⅲの保険にプラスして持参される受給者証を紹介します。

　ここまで述べてきたⅠ～Ⅲの保険制度のように、独立した制度ではありません。

　基本的にⅠ～Ⅲの保険にプラスして扱うものなので単体での使用はできません（ただし、公費を除く）。

● 基本的な使われ方

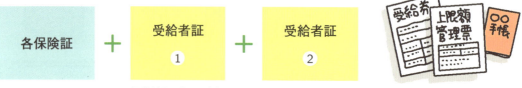

※受給者証の数は、患者さんによって異なります

1 前期高齢者医療制度（高齢受給者証）

後期高齢者になるまでの **70～74歳が対象** です（65～74歳で後期高齢者医療制度を利用している人は除く）。

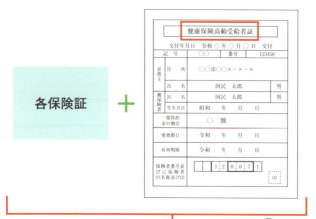

「後期高齢者」のように「前期高齢者」とは書かれておらず、「高齢受給者証」と書かれています。違うものだと勘違いしないようにしましょう

この2つで1セット
必ず毎回2つとも提示していただくことになります

20

後期高齢者は、誕生日当日から切り替わりますが、前期高齢者は、70歳の誕生日の前日が属する月の翌月からをいいます（1日生まれの場合はその月から該当）。

> 例）　5月3日生まれ→6月1日から該当
> 　　　5月1日生まれ→5月1日から該当

これだけ！アドバイス

● 被保険者証と高齢受給者証が1枚に

高齢受給者に該当する人には被保険者証と高齢受給者証が1枚になった「被保険者証兼高齢受給者証」が交付されることになりました。

高齢受給者証に記載されていた負担割合と発効期日が追加記載されます。ただし、市区町村によって対応が異なる場合がありますので、各市区町村のHPをきちんと確認してください。

```
○○都道府県          有効期限　令和3年7月31日
国民健康保険
被保険者証
兼高齢受給者証
記号  42-00       番号  0000
氏名  国民　太郎   性別  男
生年月日       昭和25年4月1日
適用開始年月日 平成20年1月1日          負担割合2割
交付年月日     令和2年8月1日
高齢受給者証発効期日　令和2年8月1日
世帯主氏名     国民　太郎
住所           ○○市○○町1丁目1番地1号      印
保険者番号    010101         交付者名
```

高齢受給者証に記載されていた負担割合と発効期日が追加記載されます

1　受付業務　21

頻出トラブル対処法❷

保険証のコピーやスキャンをさせてもらったのはいいものの、返却し忘れることがあります。コピー機の蓋を開けたときに気付いて、大慌て……というようなことがないよう、「お預かりすること」と「返却すること」を1セットの動作として頭に叩き込みましょう。

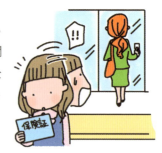

<起こりがちなミス>
① 保険証をコピーしたあと、コピー機に残したまま、次にコピーを取るときまで気付かない
② 保険証番号の入力ミス（「5024087」を「5024078」と打ち間違えるなど）
③ 小さく軽いので、知らないうちにカルテの縁に挟まってしまったり、カルテの横に落ちたりしてしまう
④ 違う患者さんに返却してしまう

※特に高齢の患者さんは名前を呼ぶと、なんでも自分だと思って反応してしまいます。渡された保険証を自分のものかどうか確認せずにバッグにしまってしまうこともしばしば。気をつけましょう

借りたものはすぐ返す、と…

2 限度額適用認定証

医療機関窓口での支払いが高額になりそうな場合は、**限度額適用認定証**（図1-8）を申請し、保険証と併せて提示することで1か月（1日〜月末まで）の窓口での支払いが自己負担限度額までとなる制度です。

図1-8 限度額適用認定証のイメージ

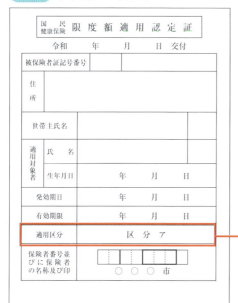

全員が
もっている
わけでは
ありません

レセプトの特記事項（➡ p.89）
に反映されます

これだけ！
アドバイス

● 限度額適用認定証を持参された場合の注意点

限度額適用認定証を持参された場合は、レセプトの特記事項に適用区分が上がるように、頭書登録（保険情報を入力する画面➡ p.43）に適用区分（区分の入れ方は電子カルテ等によります）を入力しなければならない点に注意！

70歳以上の住民税非課税（低所得）Ⅰ・Ⅱ、現役並みⅠ・Ⅱの患者さんはそれぞれ「限度額適用・標準負担額減額認定証」「限度額適用認定証」を保険医療機関に提示することで、外来・入院ともに同一保険医療機関等での医療費の支払いが限度額にとどめられます。

また、所得区分が一般、現役並みⅢの患者さんの場合、認定証は発行されませんが、各限度額の設定はあります（表1-4）。

表1-4　医療費の1か月の自己負担限度額

①70歳以上の方（上限額は、年齢や所得によって異なります）

適用区分			自己負担上限額		レセプト特記事項
			外来（個人ごと）	外来・入院（世帯ごと）	
現役並み	Ⅲ	年収約1,160万円〜 標準報酬月額83万円以上／課税所得690万円以上	252,600円＋（総医療費−842,000円）×1%		26区ア
	Ⅱ	年収約770万円〜約1,160万円 同53万円〜79万円以上／課税所得380万円以上	167,400円＋（総医療費−558,000円）×1%		27区イ
	Ⅰ	年収約370万円〜約770万円 同28万円〜50万円以上／課税所得145万円以上	80,100円＋（総医療費−267,000円）×1%		28区ウ
一般		年収約156万円〜約370万円 同26万円以下／課税所得145万円未満等	18,000円 （年144,000円）	57,600円	29区エ
非課税等	住民税Ⅱ	住民税非課税世帯	8,000円	24,600円	30区オ
	住民税Ⅰ	住民税非課税世帯 （年金収入80万円など）		15,000円	30区オ

注　1つの医療機関等での自己負担（院外処方代を含みます。）では上限額を超えないときでも、同じ月の別の医療機関等での自己負担を合算することができます。この合算額が上限額を超えれば、高額療養費の支給対象となります。

②69歳以下の方（上限額は、年齢や所得によって異なります）

適用区分		自己負担上限額（世帯ごと）	レセプト特記事項
ア	年収約1,160万円〜 健保：標準報酬月額83万円以上 国保：年間所得901万円超	252,600円＋（総医療費−842,000円）×1%	26区ア
イ	年収約770万円〜1,160万円 健保：同53万円〜79万円 国保：同600万円〜901万円	167,400円＋（総医療費−558,000円）×1%	27区イ
ウ	年収約370万円〜770万円 健保：同28万円〜50万円 国保：同210万円〜600万円	80,100円＋（総医療費−267,000円）×1%	28区ウ
エ	〜年収約370万円 健保：同26万円以下 国保：同210万円以下	57,600円	29区エ
オ	住民税非課税者	35,400円	30区オ

注　1つの医療機関等での自己負担（院外処方代を含みます。）では上限額を超えないときでも、同じ月の別の医療機関等での自己負担（69歳以下の場合は21,000円以上であることが必要です。）を合算することができます。この合算額が上限額を超えれば、高額療養費の支給対象となります。

3 地方自治体による福祉医療費助成制度

経済的や社会的に立場が弱い傾向にある障害者や老人・子供などの医療費を助成し、保健や福祉の向上と増進を目的とした制度です。実施主体は市区町村です。いずれかの受給者証を保険証と併せて窓口で提示することによって公費扱いとなり、自己負担金が市区町村独自の制度で助成されます。

主な制度は、以下のように分かれます。

> ● **対象者別の各制度** ※年齢や対象基準は市区町村によって異なります
> ・子ども医療費助成制度
> ・重度心身障害者医療費助成制度
> ・ひとり親家庭（母子・父子家庭）医療費助成制度
> ・精神障害者医療費助成制度

対象基準は市区町村単位で異なるので注意が必要です。

たとえば、子ども医療費助成制度でいえば、各都道府県内の医療機関窓口で健康保険証と子ども医療費受給者証（図1-9）を提示することにより、保険診療に関する医療費の窓口負担がなくなります。

資格期限（年齢）は各市区町村によって異なります（例：中学校卒業までの子ども（15歳の誕生日前日以後最初の3月末まで））。

所得制限は市区町村で異なりますが、**他都道府県での使用は不可**です。

図1-9 **子ども医療費受給者証のイメージ（子ども医療費助成制度で使用）**

他の都道府県の受給者証を提示された場合は、保険証の負担率分を窓口で徴収します（帰省中や旅行先の受診などが該当します）

4 公費負担医療制度

公費負担医療制度とは、疾患や患者さんの置かれている境遇に応じて医療費の一部あるいは全額を国や地方自治体が負担する制度です。

患者負担一覧

公費負担医療の患者負担を表1-5にまとめました。

表1-5 公費負担医療の患者負担一覧

法別番号	制度・法律名	制度・法律の分類	対象者	患者負担	医療機関
10	感染症法〔第37条の2（適正医療）〕	結核一般医療	結核一般患者	5%負担あり	指定医療機関
11	感染症法〔第37条（入院医療）〕	結核入院医療	結核を伝染させるおそれの著しい者	所得に応じた費用負担	同上
12	生活保護法	医療扶助	生活保護法被保護者	本人支払額の生ずる場合がある	同上
13	戦傷病者特別援護法	戦傷病者療養給付	戦傷病者（戦傷病者手帳所持者）	無	同上
14		戦傷病者更生医療			
15	障害者総合支援法	自立支援医療（更生医療）	18歳以上の身体障害者	原則1割負担（所得に応じた上限あり）	同上
16		自立支援医療（育成医療）	18歳未満の身体障害児	原則1割負担（所得に応じた上限あり）	同上
17	児童福祉法	療養の給付	結核児童（6か月以上入院）	所得に応じた費用負担	同上
18	原子爆弾被爆者に対する援護に関する法律	認定疾病医療	原爆医療法第10条の認定患者	無	同上
19		一般疾病医療	原子爆弾被爆者（被爆者健康手帳所持者）	無	同上

26

法別番号	制度・法律名	制度・法律の分類	対象者	患者負担	医療機関
20	精神保健福祉法	措置入院	自身を傷つけまたは他に害を及ぼすおそれのある精神障害者	所得に応じた費用負担	指定医療機関
21	障害者総合支援法	自立支援医療（精神通院医療）	精神障害者の通院患者	原則1割負担（所得に応じた上限あり）	同上
22	麻薬及び向精神薬取締法	麻薬入院措置	麻薬中毒患者の入院	所得に応じた費用負担	同上
23	母子保健法	養育医療	2,000g以下の未熟児（入院）	所得に応じた費用負担	同上
24	障害者総合支援法	自立支援医療（療養介護医療）	18歳以上の療養介護サービス対象疾病者	原則1割負担（所得に応じた上限あり）	指定療養介護事業主または基準該当病院
25	中国残留邦人等の円滑な帰国の促進及び永住帰国後の自立の支援に関する法律	中国残留邦人	特定中国残留邦人等	本人支払額の生ずる場合がある	指定医療機関または指定介護機関
28	感染症法	一類・二類感染症等	患者・疑似症患者・無症状病原体保有者（入院のみ）	所得に応じた費用負担	指定医療機関
29		新感染症	新感染症に罹患していると思われる者	所得に応じた費用負担	同上
30	心神喪失等の重大な他害行為を行った者の医療及び観察等に関する法律	心神喪失	心神喪失により他害行為を行ったもの	無	同上
38	肝炎治療特別促進事業	肝炎治療特別促進事業	B型およびC型肝炎患者	所得に応じた費用負担	契約医療機関
51	難病の患者に対する医療等に関する法律	特定疾患治療研究事業	スモン、プリオン病（ヒト由来乾燥硬膜移植によるクロイツフェルト・ヤコブ病に限る）、劇症肝炎および重症急性膵炎の患者	無	契約医療機関

→ 次ページにつづく

表1-5 公費負担医療の患者負担一覧（つづき）

法別番号	制度・法律名	制度・法律の分類	対象者	患者負担	医療機関
52	児童福祉法	小児慢性特定疾病に関する助成	小児特定疾病医療支援事業対象疾病認定患者	原則2割（所得に応じた上限あり）	指定医療機関
53	児童福祉法	児童福祉施設措置医療	児童福祉法により措置を受けた者	無	保険医療機関
54	難病の患者に対する医療等に関する法律	特定医療（指定難病）	指定難病の診断を受けており、国の定めた病状の基準を満たしている者	原則2割（70歳以上で1割負担の患者は1割）（所得に応じた上限あり）	指定医療機関
54	難病の患者に対する医療等に関する法律	特定医療（指定難病）	指定難病の診断を受けており、国の定めた病状の基準を満たしていないが軽症高額該当者である者	原則2割（70歳以上で1割負担の患者は1割）（所得に応じた上限あり）	指定医療機関
66	石綿による健康被害の救済に関する法律	石綿健康被害救済制度	石綿を吸入することにより指定病院にかかった旨の認定を受けた者	無	保険医療機関

・保険医療機関……厚生労働省から指定を受けた保険証を使える病院・診療所・薬局
・指定医療機関……都道府県知事に申請して、その申請した内容に対する公費で取り扱える保険医療機関
・契約医療機関……都道府県知事と契約した医療機関

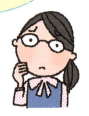

福祉医療費助成制度と公費負担医療制度って窓口でお金をもらわないから、同じ制度だと勘違いしてました

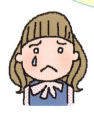

特に窓口が市区町村の生活保護課なので、生活保護が公費に該当するなんて思いもよりませんでした

公費と自治体公費の違い

窓口でお会計が発生しない患者さんや、支払金額に上限がある患者さんは、すべて「公費」という言葉でくくってしまいます。しかし、公費には「国の公費」と「都道府県・市区町村が独自で行っている自治体公費」があります。名称が違うということは、当然違いがあるわけですが、医療事務員の多くは違いを理解していません。
「お会計のない人＝公費」と単純に捉えるのではなく、制度自体を理解することも大事です。

・公費……日本の医療制度として、個々の法律に基づき特定の人々を対象として行い、全額公費負担や医療保険優先で自己負担のみ公費などのさまざまな公費負担医療制度がある

＜公費の例＞
・医療扶助による生活保護法（法別番号 12）
・障害者総合支援法による通院精神医療（法別番号 21）
・障害者総合支援法による更生医療（法別番号 15）
・障害者総合支援法による育成医療（法別番号 16）
・難病法による指定難病患者に対する医療（法別番号 54）　など

・自治体公費……日本の医療制度とは別で、都道府県・市区町村等が主体となっている公費。年齢や条件は都道府県・市区町村によって異なり、都道府県単位で取り扱うことができる

＜自治体公費の例＞
・乳幼児等の児童に係る医療に関するもの
・心身障害者に係る医療に関するもの
・ひとり親家庭に係る医療に関するもの　など

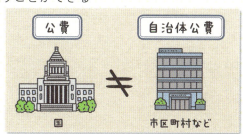

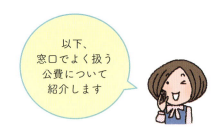

主な公費① 生活保護法（法別番号12）

　生活保護は、国の公費扱いです。保険証自体はなく、その代わりに福祉事務所（生活保護課）で「医療券」を発行してもらうことで保険診療を受けることができます。医療機関ではこの医療券に基づいて、医療費を福祉事務所へ請求します（保険請求上は支払基金へ送ります）。
　「医療券」（図1-11）または「診療依頼書」（p.33）を見て、生活保護を受けていることを確認します（どちらももっていない場合は患者さん在住の役所の生活保護課に直接電話しましょう）。

図1-10　生活保護の公費適用までの流れ

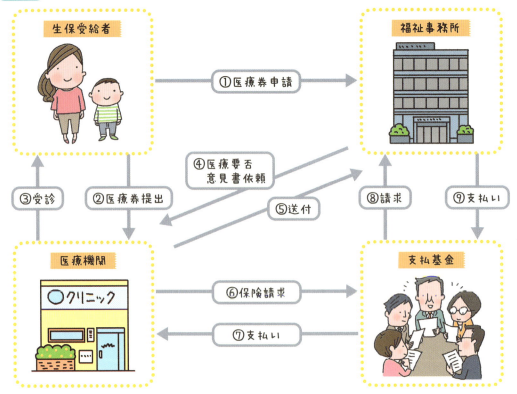

図1-11 医療券のイメージ

「医療券」に自己負担額が載っている場合があるんですよね

そうなの。「医療券＝0円」と思い込んで保険請求すると返戻の対象となるから注意が必要よ

これだけ！アドバイス

● **医療券に関する注意点**

医療券は、生活保護受給者本人が居住地の役所に行って（または連絡をして）発行してもらう必要があります。

本人が自ら医療券をもってくるか、役所からの連絡があることによって、公費での受診が可能です。

患者さんの口頭だけでは公費扱いはできない点に注意！

口頭で伝えられた場合、生活保護課への確認が必須です。

● 医療要否意見書

　医療要否意見書（図1-12）とは、生活保護受給中の患者さんが医療機関にて医療を受けるにあたり、生活保護の実施機関である福祉事務所が、その患者さんの病状の把握を主な目的として、主治医に意見を求めるための書類です。医療機関はこの書類に主治医が病状に対する意見を記載したものを、福祉事務所へ送付します。

　医療要否意見書が福祉事務所へ到着して、嘱託医が医療の必要性を認めた段階で、医療券が発行され、医療機関へ送付されます。

　生活保護法では、第50条第1項の規定により、「指定医療機関医療担当規定」が定められており、その第7条において「指定医療機関は、その診療中の患者及び保護の実施機関から生活保護法による保護につき、必要な証明書又は意見書等の交付を求められたときは、無償でこれを交付しなければならない」と規定されています。よって、医療要否意見書を発行しても文書料を徴収することはできません。

図1-12　医療要否意見書のイメージ

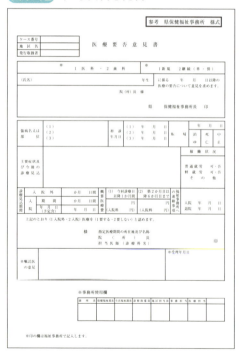
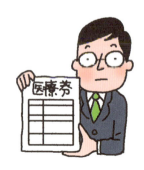

● 医療券連名簿

　医療要否意見書を提出すると、福祉事務所（生活保護課）から診療見込み機関に医療券連名簿が届き、これが医療券の代わりとなります。医療券連名簿は、毎月、医療機関に郵送されます。届いたら、各患者さんの有効期限が延長になります。

　毎月、保険請求前までに当月受診した受給者（患者さん）の番号等の確認を忘れないよう気をつけましょう。医療券などが届いてない場合、福祉事務所（生活保護課）に連絡を入れてください。

● 診療依頼書

　生活保護を受けている人が医療扶助を受けたい場合には「医療券」を提示する必要があります（市区町村によって異なります）。しかし「医療券」は発行に時間がかかることが多く、今すぐ受診したいときに不都合が生じます。そんなときに「医療券」の代役を果たすのが「診療依頼書」です。これは自治体（生活保護受給者在住の市役所など）の窓口で依頼すればすぐに発行してもらえます。医療機関にとってはこの「診療依頼書」が生活保護受給者であることの証明書となります。

これだけ！
アドバイス

● 社会保険併用

基本的に生活保護は「公費単独」（無保険）扱いになりますが、会社に勤務しながら生活保護を受けているケースでは、「社会保険併用」になる場合があります。その場合、自己負担金が発生する場合があるため、保険請求時には注意が必要です。

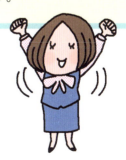

頻出トラブル対処法❸

どの医療機関でも、生活保護の患者さんの来院はあるので、よくわかっているように思えますが、意外に勘違いしている医療事務員が多いのが下記の3点です。生活保護の患者さんの来院は多いだけに、トラブルにつながらないよう、この機会に正しい知識を身につけましょう。

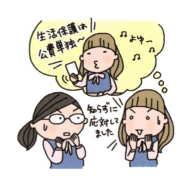

＜生活保護に関する勘違いベスト3＞
① 生活保護のレセプトは国保に請求していると思っていた
普段、役所の生活保護課とのやり取りが多いので、国保に属していると思っている医療事務員が多いです。生活保護は、社会保険事務所が管轄しており、その間の業務は市役所等が窓口となって行っているため、基本的には支払基金の取り扱いとなります。オンラインで請求するとあまり意識しなくなるので、国保にオンラインで送られていると思うようです。

② 生活保護を保険の一種であると思っていた
生活保護は「法別番号12」の生活保護法から補償されているため、国の公費扱いになります。よくあるのが、国保・社保のような保険の一種だと思っていたり、0割であることから、地方自治体による福祉医療制度と同じだと思う勘違いです。

③ 生活保護は公費単独しかないと思っていた
基本的に、生活保護は公費単独ですが、社保との併用が認められることがあり、一部負担金が発生する場合もあります（その場合、こちらでは判断できません。生活保護課の担当者から連絡が来て初めて処理する形になります）。開始月の医療券にも一部負担金が載っている場合が多いので、開始以降必ず確認が必要です。

● **福祉事務所に連絡がとれない時間に初診の患者さんが来院した場合の対応**

休日・夜間等の福祉事務所閉庁時において、医療券がない患者さんや、役所の生活保護課からの連絡がない患者さんが来院した場合、自費で（10割）で徴収し、医療券確認後、全額返金となります。ただし、「休日・夜間等受診証」（図1-13）を提示された場合は、その受診証が証明となり0割で受診できます。

休日・夜間等受診証とは、夜間・休日など福祉事務所（生活保護課）の閉庁時に急病になって医療券等の交付申請ができない場合、一部例外を除き交付される証明書です。受診証を持参している場合は、本人（またはその家族）であることや有効期限内であることを確認のうえ、公費扱いで診療を受けることができます。受診証に受診日・医療機関名・受診者氏名を記入後、患者さんには後日速やかに福祉事務所（生活保護課）に届け出るように伝えてください。後日、医療券が医療機関に届きます。

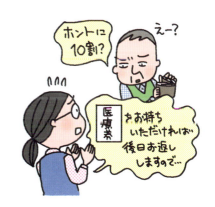

図1-13 休日・夜間等受診証のイメージ

1 受付業務　35

主な公費② 特定医療（指定難病）法別番号 54

2015年1月1日から「難病の患者に対する医療等に関する法律」（難病法）に基づく特定医療費助成制度が始まり、対象疾病は2020年4月現在で333疾病です。

 うちは特定医療費助成制度が使える「指定医療機関」なんだっけ？

 えっと…

➡ p.39 のこれだけ！ アドバイス

● 受給者証持参の患者さんが窓口を訪れてからの流れ（初診の場合）

下記①〜④の流れで進めます。

①特定医療費受給者証を確認する

被保険者証とともに「特定医療費受給者証」（図1-14）と「自己負担上限額管理票」（図1-15）を確認する。

図1-14　特定医療費受給者証のイメージ

図1-15　自己負担上限額管理票のイメージ

〇年2月分　自己負担上限額管理票

| 受診者 | | 受給者番号 | |

月間自己負担上限額　5,000円

下記のとおり月間自己負担上限額に達しました。

日　付	医療機関名	確認印
2月8日	〇〇クリニック	〇〇クリニック

日　付	医療機関名	医療費総額（10割分）	自己負担額	月間自己負担額累積額	確認印	備考
2月1日	〇〇クリニック	¥9,000	¥1,800	¥1,800	〇〇クリニック	障
2月1日	〇〇薬局	¥2,000	¥400	¥2,200	薬局	障
2月8日	〇〇クリニック	¥16,000	¥2,800	¥5,000	〇〇クリニック	障
2月15日	〇〇クリニック	¥3,000				
月　日						
月　日						

これだけ！アドバイス

● 「自己負担上限額管理票」は毎回チェック！

「特定医療費受給者証」は、毎月、保険証確認と同じタイミングで提示してもらえばよいですが、「自己負担上限額管理票」は受付時に毎回必ず提出してもらう必要があるのであらかじめ最初に伝えておきましょう（毎回記入が必須です）。

②**患者情報登録時、難病の公費入力も行う**

患者情報登録時には、下記を忘れずに反映するよう注意してください。

- 公費番号、受給者番号の入力
- 自己負担上限額の金額入力
- 適用区分

図1-16　レセプトの記載例

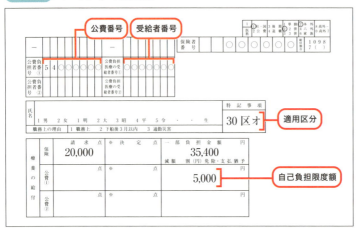

③**お会計**

当日の診療がすべて指定難病からによるものであれば、すべて**2割の負担（後期高齢者は1割）**になります。しかし、指定難病に起因しない診療内容分がある場合は、会計負担割合を別にしなければなりません〔難病分は2割（または1割）、難病以外の部分は保険証の負担額に応じた分〕。

院内処方で勤め先のクリニックでしか取り扱いしない場合は限度額まで徴収しますが、**院外の場合は薬局分と合算の限度額**になります。

④**預かった「自己負担上限額管理票」（図1-15）に自己負担額を記載する**

この制度で診療した自己負担額を1か月ごとに合算して管理するため、**毎回の受付提示と医療機関側の記載**が必要です。p.40の図1-17で記入例を確認しましょう。

特に院外処方の場合、薬局で支払った分も一緒に合算となるため、勤め先のクリニックで

も把握しておかないと、月額自己負担上限額に正しく反映されず、患者さん本人から余分に徴収してしまったり、誤った金額を保険請求してしまうことになるので注意が必要です。

⑤ 請求方法

保険請求と公費併用をする扱いになります。請求先は下記の通りです。

- 社会保険併用分　➡　支払基金
- 国民健康保険・後期高齢者併用分　➡　国保連合

　指定難病で生活保護を受けている場合、どうすればよいのでしょうか？

　いい質問ね。さすが経験者。以下で説明します

生活保護の人が受けた診療すべてが指定難病扱いになる場合は、全額指定難病の負担になります。つまり、併用扱いではなく、指定難病単独になります。しかし、診療内容に指定難病以外の疾病に対する治療があった場合は、指定難病外の部分が生活保護の給付となるため、指定難病と生活保護の併用扱いとして支払基金に請求します。

これだけ！アドバイス

● **指定医療機関と指定医**

どちらも医療機関単位で申請が必要です。申請していない医療機関の場合、診療することはできますが、受給者証を取り扱っての保険請求はできません。したがって窓口では保険証の負担率での請求となりますので、必ず診療前に患者さんへの説明と了承が必要です。

・**指定医**……公費申請(新規・継続)の際に必要になる「臨床調査個人票（診断書）」を作成する医師

・**指定医療機関**……特定医療費受給者証を取り扱って、公費扱いで診療することができる医療機関

図1-17 法別番号54の「自己負担上限額管理票」の記入例

○年2月分　自己負担上限額管理票

受診者		受給者番号	

月間自己負担上限額　　5,000円

下記のとおり月間自己負担上限額に達しました。

この枠内は、下の表の「自己負担額累積額」欄が、「月額自己負担上限額」に達したときの医療機関が記入します

日　付	医療機関名	確認印
●月15日	○○クリニック	○○クリニック

日付	医療機関名	医療費総額（10割分）	自己負担額	月間自己負担額累積額	確認印	備考
●月　1日	○○クリニック	¥9,000	¥1,800	¥1,800	○○クリニック	障
●月　1日	○○薬局	¥2,000	¥400	¥2,200	薬局	障
●月15日	○○クリニック	¥16,000	¥2,800	¥5,000	○○クリニック	障
●月15日	○○クリニック	¥3,000				
月						
月						
月						
月						
月　　日						
月　　日						
月　　日						

難病（法別番号52、54）だけ、この欄があります。「受給者証」に記載されている疾病に限ることに注意！

上限金額を書きます

備考欄に0割になる他制度の適応をこのように書きます

上限額に達したあとも10割分は記入するのが望ましいです（記入することによって来年度の自己負担額が変更される可能性があるため）

16,000円の2割で3,200ですが、上限額（5,000円）までの請求であるため、5,000円−2,200円＝2,800円を記載します（差額の400円は公費負担）

③ 問診票への記入依頼

1 問診票に記入してもらう前に問診する理由

　「問診票記入前の問診」後、勤め先のクリニックで患者さんが受診することになった場合、初めて問診票を渡し「こちらにご記入をお願いします」という流れになりますが、医療機関によっては、p.5 フローチャートの②を飛ばして問診票を先に書いてもらってから主訴を確認するところもあります。

　「それはダメだ」とはいいませんが、患者さんの立場からすると、問診票を渡された時点ですでに診療してもらえるものと思うはずです。せっかく問診票を最後まで書いたのに、それから内容を見て「当院では受診できない」といわれると、不満に思われてもしかたありません。

　やはりおおまかにでも先に来院理由を聞くことをオススメします。

2 問診票に記入してもらうこと

　問診票は、クリニックによって（先生の専門によって）聞きたい内容が異なりますが、一般的には下記のようなことを記入してもらいます。

- ・いつから・どんな症状か？
- ・他院の通院の有無（あれば今通院している病気の把握）
- ・通院中であれば、お薬手帳の有無と、現在服用している内容の確認
- ・既往歴
- ・アレルギーの有無
- ・飲酒や喫煙の有無（量や本数）
- ・女性の場合は妊娠中（またはその可能性があるか）または授乳中であるか
- ・介護保険の有無

1 受付業務　41

3 診察室に問診票を回す前にやるべきこと

　診察時の手間を省くためにも、下記の項目を確認したうえで、診察室に回すようにしてください。

- ・記入漏れがないか？（個人情報も含めて）
- ・内容が明確に書かれているか

　加えて、他院で処方された服用中の薬がある場合は下記3点も忘れずに行ってください。

① お薬手帳を預かる
② お薬手帳をコピーまたはスキャンする
③ 診察時、お薬手帳の内容を先生に確認してもらう

これだけ！アドバイス

● たまにはスタッフ全員で問診票について意見交換を！

　問診票は、診察への橋渡し役として非常に重要なものです。問診票のクオリティが普段の診療・問診をスムーズにし、クリニックの質を高めることにつながるといっても過言ではありません。
　そこで、時間に余裕があるときなどに全員で問診票を見直して、意見を出し合うことをオススメします。
　きっと、「この項目があったほうがわかりやすい！（確認しやすい）」あるいは「この項目はまったく必要ない」などといった発見があると思います。とことんブラッシュアップして、全員の知恵を集めた傑作をつくりあげてください。

4 患者情報の登録

1 患者登録のイメージ

　初診時に患者さんの基本情報を登録することを、「頭書登録」や「患者登録」といいます。
　患者登録は、コンピュータの専用ソフトにデータを入力して行います（図1-18）。各医療機関で扱っている専用ソフトによって画面やレイアウトは異なりますが、入力する内容・項目はどこも同じです。ただ、専用ソフトによって入力ルールが異なりますので、各ソフトのマニュアルで確認してください。

図1-18 患者登録の入力イメージ

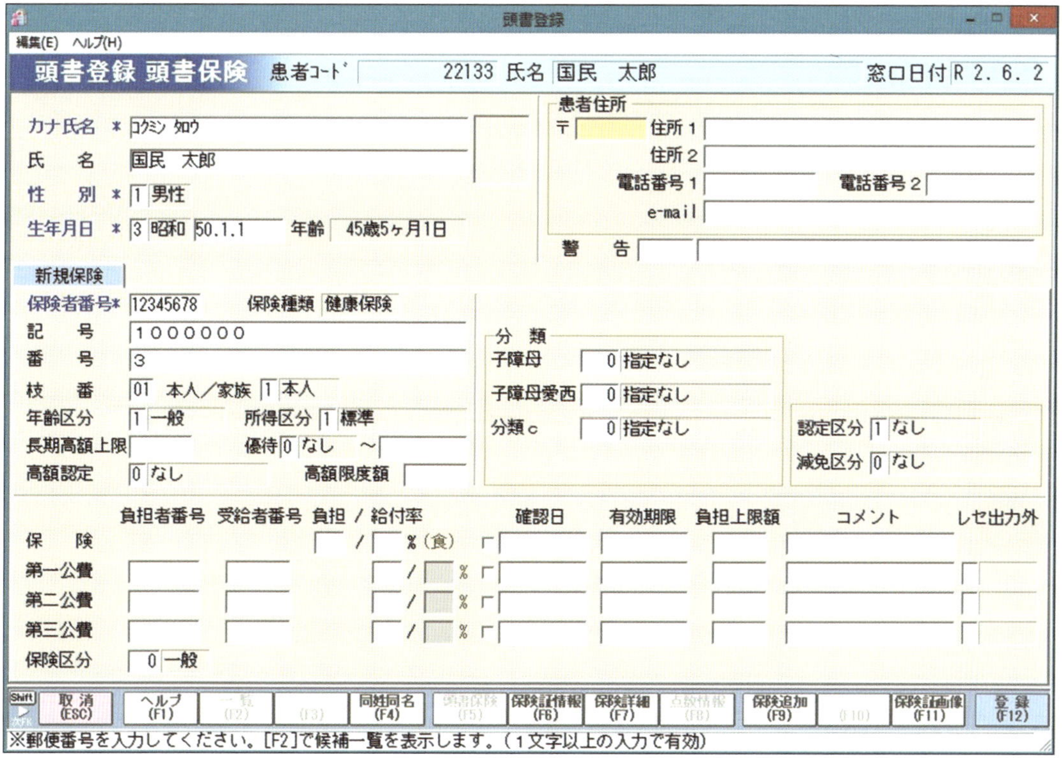

1 受付業務　43

2　入力する内容

　患者登録では、以下の内容を間違えず、慎重に入力しましょう。詳しい入力方法は、必ずその医療機関のマニュアルに沿って行ってください。

① 氏名・フリガナ
② 性別
③ 生年月日
④ 保険情報〔保険者番号・記号番号・枝番（あるものに限る）・資格取得日・有効期限（あるものに限る）・本人／家族〕
⑤ 保険証以外の受給者証がある場合はその番号等の情報
⑥ 住所・電話番号

電子レセプトで変換入力できない漢字の氏名があるんですけど…

外国の方のお名前でよくありますよね

大丈夫、電子レセプトの場合は漢字やひらがなをカタカナにして請求できるわよ

ローマ字や英字もカタカナで大丈夫なんですか？

ええ、漢字やひらがなと同じでカタカナで請求できるわ

そうなんですね。よかった〜

頻出トラブル対処法 ❹

登録内容の情報が1つでも間違えていると返戻(へんれい)対象となり、レセプトが戻ってきます。下記のようなミスがよくみられます。
・保険証番号の入力誤り
・生年月日の誤り
・男女の誤り
・保険証本人・家族の誤り
・負担区分の誤り
・負担割合の誤り（1割 or 3割）

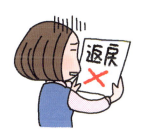

基本的かつ非常に重要な作業ですので、慣れるまではとにかく落ち着いて、しっかりと保険証と見比べながら正確な登録を心がけてください。

5 カルテの作成

1 紙カルテを作るか否か

　患者さんから保険証を預かり、問診票を書いてもらったら、いよいよ診察のためのカルテ（診療録）作成に入ります。
　患者情報の登録の仕方と同様に、カルテの作り方も医療機関によって異なります。
　下記のように電子カルテとレセプトコンピュータのどちらかを使っているかによって、紙カルテを作るかどうかは違ってきます。

・電子カルテの場合は、紙カルテを作らない
・レセプトコンピュータの場合は、紙カルテを作る

2 電子カルテの場合

　電子カルテの医療機関は、基本的には紙カルテは作りません。画面上の入力・登録のみで行い、完了したらカルテ情報を「飛ばす」形になります。新患の場合、患者情報を登録したら、診察室の電子カルテに情報が上がります。先生は患者さんの診察中や診察後に診療内容や処方内容を電子カルテの画面に直接入力します。再来の患者さんは、すでにある診察券の番号を入力して電子カルテの情報を呼び出します。

注意点

　新患の患者さんの場合は、最初に患者情報を入力した際、内容を間違って入力していないかを十分に確認しましょう。下記のような基本的な間違いが目立ちます。単純な間違いばかりですが、新患の患者さんが多くて慌てて登録するときや、逆に環境に慣れてきたときに起こりやすいです。

- ・名前のフリガナ間違い（フリガナを間違えて、診察時名前を呼び間違える）
- ・患者さんの名前の漢字を入力時に選び間違える（のちの診察券発行も間違えることになります）
- ・生年月日の間違い（数字だけでなく、昭和・平成など入力時に選び間違える）

3 レセプトコンピュータの場合

　レセプトコンピュータ（レセコン）の医療機関は、紙カルテを作成するケースがほとんどです。診察室に持っていくカルテの作成と、レセプトコンピュータへの患者情報の入力を同時に行わなければなりませんので、紙カルテを作らないところよりは、少し時間がかかります。

　また、紙カルテに先生が書いた診療内容をレセプトコンピュータに入力しなければ会計書が発行できないため、こちらも電子カルテの会計より時間がかかります。

　結果、紙カルテでレセプトコンピュータに入力する医療機関で働く場合は、電子カルテより大変な部分があります。ただ、逆に考えれば、いろいろ理解していないと会計書発行まで

できないということです。電子カルテの医療機関よりも自分のスキルアップにつながる環境であるとむしろ前向きにとらえて積極的に取り組んでください。

また、紙カルテの作成に関しては、医療機関ごとのこだわりやルールがあるので、勤め先のクリニックのカルテの作成手順に従ってください。

6 診察券の発行

1 診察券の形式はさまざま

診察券の体裁は、医療機関によって異なります。カードタイプで、専用機械に入れて印字するタイプのものや、紙タイプで手書きの場合もあります。

2 もし誤った情報で診察券を発行してしまったら…

印字タイプは、患者登録した名前が印字されるため、漢字や生年月日を間違えて入力すると、診察券に反映されます。もし、会計時など発行後に入力誤りに気づいたら、患者情報の修正と同時に診察券も発行し直しましょう。

受付業務は診察券を発行したところで一通り完了よ

私にとっては、やはり保険が鬼門です。私の知らない新制度が…

保険……長いし複雑だし、なんだか頭がクラクラしてきました…

たしかに難しいけど、日常業務をこなすうちにだんだん慣れてくるわよ

それはほんとにそうですね

少し勇気が湧いてきました

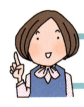

2 健康保険給付外の受付

健康保険の給付対象とならないもの

 健康保険の給付対象にならないものもあるんですね

 身近なものだと健康診断は健康保険給付外になるわね

 確か労災保険が適用される通勤途中の事故なども健康保険給付外ですよね

 病気の治療であっても、すべての治療に保険が使えるとは限りません

健康保険給付外とは、健康保険で扱えない（給付外）もののことです。医療に直接関わらないものや、保険適用でない薬や検査、治療は健康保険給付対象にはなりません。
　主な給付外の例を表1-6にまとめました。

表1-6　主な給付外の例

業務上の疾病（業務災害）	業務上の病気やケガ・通勤途中の事故が原因の病気やケガは労災保険（→p.71）適用により、健康保険での受診はできない
自賠責（交通事故）	交通事故による疾病またはケガは自賠責保険で取り扱う（ただし、第三者行為による場合、保険者と保険会社に承諾を受けた場合に限り、保険診療を行うことができる）（→p.75）
健康診断	治療目的でない、単なる健康診断（→p.55）は保険適用外となる
予防接種	病気でなく、予防のためのものは保険適用外（ただし、年齢等により公費制度で受けられるものがある）（→p.59）
美容医療	単なる美容整形を目的としたものは認められない
正常な妊娠・出産	妊娠中毒症・異常出産など、治療を要するもの以外は認められない
経済上の理由による妊娠中絶	自らの理由によるものは認められない
故意の犯罪行為または故意の事故によって保険給付を受けようとしたとき	不正による保険給付は適用外
刑務所や少年院にいるとき	収容中の医療行為は保険適用外

表 1-6 に挙げた内容以外では、下記のものも給付外になります。診療内容によって、何が保険適用で何が保険適用外なのかを見きわめる必要があります。

- 特定健康診査・特定保健指導
- 保険適用外の診断書発行（有償交付、無償交付）（➡ p.58）
- 薬の容器代、おむつ代、喘息およびアレルギー性鼻炎の小型吸入器など実費徴収が認められるもの

健康保険給付外の扱いに該当する場合は、診療を行う前に患者さんに説明しないといけないんですよね

受付の問診できちんと聞かないとですね。でも、今のままじゃ不安です…

それじゃ、1つ1つ見ていきましょう！

特定健康診査・特定保健指導

1 特定健康診査・特定保健指導の目的

　日本人の生活習慣の変化等により、近年、糖尿病や高血圧症等の生活習慣病における有病者・予備群が年々増加しており、それを原因とする死亡率は全体の6割を占めています。
　特定健康診査・特定保健指導とは、この現状を少しでも解消するべく2008年4月から始まった制度です。40〜74歳を対象に、メタボリックシンドロームに着目した健診とそれに伴った生活習慣改善指導を行います。

2 特定健康診査とは

特定健康診査（特定健診）は、メタボリックシンドローム（内臓脂肪症候群）に着目した健診で、表 1-7 の項目を実施します。なお、検査項目は保険者によって異なります。

表1-7 特定健康診査で実施する項目

基本的な項目	・質問票（服薬歴、喫煙歴等）　・身体計測（身長、体重、BMI、腹囲） ・血圧測定　・問診、診察　・検尿（尿糖、尿蛋白） ・血液検査 　・脂質検査（中性脂肪、HDL コレステロール、LDL コレステロール） 　・血糖検査（空腹時血糖または HbA1c） 　・肝機能検査（GOT、GPT、γ-GTP）
詳細な健診の項目	・心電図　・眼底検査　・貧血検査（赤血球、血色素量、ヘマトクリット値） ※一定の基準の下、医師が必要と認めた場合に実施

3 特定保健指導とは

特定健康診査の結果から、生活習慣病の発症リスクが高く、生活習慣の改善による生活習慣病の予防効果が期待できる患者さんに保健師や管理栄養士等による専門スタッフが、生活習慣を見直すサポートをします。

特定保健指導は、リスクの度合いによって、動機付け支援と積極的支援に分かれます（図1-19）。

- **動機付け支援**…個別面接またはグループ支援を原則１回行い、対象者が自らの生活習慣を振り返り行動目標を立て行動に移し、その生活が継続できることを目指した支援
- **積極的支援**……動機付け支援に加え、3 か月以上の定期的・継続的な支援（電話・e メール・ファックス・手紙等を利用）を行い、対象者が自らの生活習慣を振り返り行動目標を立て行動に移し、その生活が継続できることを目指した支援

図1-19 特定保健指導の流れ

動機付け支援	積極的支援
初回面接：個別面接20分以上、または8名以下のグループ面接で80分以上 専門的な知識・技術をもった者（医師・保健師・管理栄養士等）が、対象者に合わせた実践的なアドバイス等を行う	
自身で、「行動目標」に沿って、生活習慣改善を実践	
	面接・電話・メール・ファックス・手紙等を用いて、生活習慣の改善を応援（約3か月以上）
実績評価：面接・電話・メール等で健康状態・生活習慣（改善状況）を確認（6か月後）	

リスクが高い患者さんには積極的支援を行うわけですね

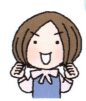

勤め先のクリニックが保健指導を行っている医療機関かを確認しておきましょう

対象者

特定健康診査は、実施年度において40〜74歳となる医療保険の加入者（毎年度4月1日現在で加入している者）が対象です。

75歳以上は、各都道府県に設置されている「後期高齢者医療広域連合」が健診を実施します（制度の内容が異なります）。

途中で保険が変更になった場合、健診を受けられないことがあるので注意が必要です

受付

　対象者には、医療保険者から受診券（保健指導は「利用券」）や受診案内が郵送や手渡し等で届きます。届き次第、受診券（利用券）と**被保険者証をもって来院**し、検査等を行います。

 医療機関のほとんどが予約制にしていますよね

 そうね。検査当日は必ず受診券と保険証を提示していただきます

 受診券と保険証の記号・番号が一致してない場合、受けられない場合があるんですよね…

 うわ、気まずい…

費用

　費用は主に医療保険者が負担しますが、医療保険者によっては、費用の一部を自己負担として、受診者が受けるときに実施医療機関の窓口で支払うこともあります。
　自己負担の有無や金額は、医療保険者で異なりますが、負担金がある場合の具体的な金額等は受診券（利用券）に印字されています。

必ず受診券の内容を確認すること！

結果

　特定健康診査を受けた**約1～2か月後**に、医療機関に結果が届きます。結果を伝える方法は医療機関によって異なります。なお、健診結果データは医療保険者にも送付されます。
　医療保険者では、受け取った健診結果データから、特定保健指導の対象者を抽出し利用券などを案内することになります。

4 生活保護・中国残留邦人の健康診査

　生活保護・中国残留邦人の患者さんには受診券は送られてきません。健康診査を受けたい場合は、患者さん自らが市区町村の担当課へ申し込みに行く必要があります。
※市区町村によって、多少の相違がありますので確認してください

医療機関受診時の対応

　診察を受けるには、下記のいずれかが必要です。書類を確認できないまま健康診査を行い、後日資格がなかったことが判明しても委託料が支払われませんので、十分に注意してください。

- 保護受給証明書（または受診券）の原本（医療券は不可）
- 介護保険納入通知書・介護保険料額決定通知書・特別徴収額決定通知書等の写し（保険料段階「第一段階」のもの）
- 中国残留邦人等支援給付受給者証の写し

　　　※

請求の提出

　請求の提出先等は下記の通りです。

- 提出先：役所の担当課
- 提出期限：実施月の翌月10日
- 必要書類：実施報告票（上の※のいずれかと）

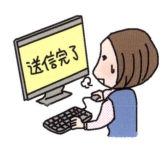

5　がん検診

特定健診と一緒に行うことが多い健診です（表1-8）。市区町村からの公費として一部負担（年齢によっては全額公費）で行えますが、金額は市区町村によって異なります。

なお、市区町村以外で加入する健康保険組合等でもがん検診を実施している場合があります。

表1-8　指針で定めるがん検診の内容

種類	検査項目	対象者	受診間隔
胃がん検診	問診に加え、胃部X線検査または胃内視鏡検査のいずれか	50歳以上 ※当分の間、胃部X線検査については40歳以上に対し実施可	2年に1回 ※当分の間、胃部X線検査については年1回実施可
子宮頸がん検診	問診、視診、子宮頸部の細胞診および内診	20歳以上	2年に1回
肺がん検診	質問（問診）、胸部X線検査および喀痰細胞診	40歳以上	年1回
乳がん検診	問診および乳房X線検査（マンモグラフィ） ※視診、触診は推奨しない	40歳以上	2年に1回
大腸がん検診	問診および便潜血検査	40歳以上	年1回

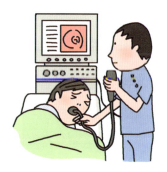

対象者、受診間隔も市区町村によって異なります。勤め先のクリニックのある市区町村の制度を確認しましょう

健康診断

　p.49 の特定健康診査とはまったく目的が異なるものに健康診断があります。

　よくあるのが、会社入社前に提出するためのもの、学校に提出するものまたは何かの資格（試験）をとる（受ける）ために行うものなどです。定期健診以外の検査もそうです。

　この項で説明する健康診断はほとんど診断書が必要であるため、何の検査を必要としているのか、そしてその検査項目すべてが勤め先のクリニックで行えるかについて、予約を受ける前に事前の確認が必須です。また、検査に係る費用は自費扱いになります。

確認の流れ

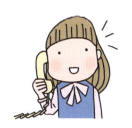

　予約は患者さん本人が直接窓口を訪れて行うこともありますが、多いのは電話でのお問い合わせです。電話でもしっかりと要件を確認できるよう、以下（①〜⑩）の流れを頭に叩き込みましょう（特に初診の場合）。

①**勤め先のクリニックにかかったことがある患者さんか？　初診か？**
　フルネーム、生年月日も確認します。

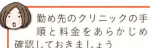
勤め先のクリニックの手順と料金をあらかじめ確認しておきましょう

②**いつまでに提出したいのか？**
　血液検査は結果に数日かかるので、内容によってはすぐに作成できないことに注意が必要です（提出を急いでいる場合があります）。

③**何の検査を希望するのか？**
　勤め先のクリニックですべて行える検査かを確認する。

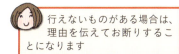
行えないものがある場合は、理由を伝えてお断りすることになります

④**指定の診断書の用紙をもっているか？**
　なければ、勤め先のクリニックの用紙を使います。

2　健康保険給付外の受付　55

⑤料金の提示

　勤め先のクリニックの料金表をもとに、いくらかかるのかを伝えます。

⑥①〜⑤までの要件を満たしていれば、検査来院日の予約をとる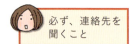

必ず、連絡先を聞くこと

⑦当日の検査にあたっての注意事項を伝える（予約完了）

⑧当日来院・検査

　料金はなるべく前払いのほうがよいでしょう。

最近受診歴のある患者さんはよいですが、初めて検査で来院される場合や久しぶりの患者さんは、本人確認も含めて、当日は保険証も持参してもらいましょう

⑨診断書完成、連絡

⑩患者さん本人にお渡し

図1-20　健康診断証明書のイメージ

検査の内容によっては、当日に記載してお渡しできる場合もあります

診断書等の交付

1 診断書の種類

診断書は、患者さんの状況によってさまざまな形式のものがあります。

また、形式だけでなく、①**有償交付**、②**無償交付**、③**保険請求**の3パターンに分かれるため、間違いのない処理ができるよう、確認しておく必要があります。

> ①**有償交付**……各医療機関で定められた金額を徴収することが可能（一般の診断書、生命保険等に必要な診断書等の作成代等）
> ②**無償交付**……無償で交付しなければならないもの（生活保護の医療要否意見書、「医療等の状況」等）
> ③**保険請求**……保険請求できるもの（本人には保険負担率分を請求し、残りは保険者に請求する）（傷病手当金意見書、はり、きゅうおよびあん摩マッサージ指圧の施術に係る同意書等）

2 診断書を預かる際の注意点

診断書等の書類を預かる前には、「勤め先のクリニックで証明できるものであるか」を必ず確認し、患者さんに「金額が発生するか否か（発生するならいくらか）」と「所要日数はどれくらいか」を伝えます。

書類は、でき次第速やかに患者さんに連絡し、取りに来てもらってください。

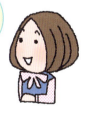

> トラブルを回避するためにも、
> ➡ ①患者さんの了承を得る
> ②書類を預かるという手順を徹底してください

3 意見書・文書料の費用の請求方法

請求方法は、**文書の種類によって異なります**。表1-9 にまとめましたので、活用してください。

表1-9 意見書・文書の種類と費用請求方法

	意見書・文書の種類	費用請求方法等
有償交付	健康保険法、国民健康保険法に基づく「出産育児一時金証明書」、「出産手当証明書」	患者から自費徴収できる
	介護保険の施設系サービス・グループホーム・特定施設利用前の健康診断書	施設が利用者に健康診断書を求める場合、医療機関は求められた診断料を患者から自費徴収できる
	小児慢性特定疾病医療申請のための意見書	患者から自費徴収できる
	身体障害者手帳交付申請手続きのための診断書	
	自立支援医療（精神通院）の公費負担申請手続のための診断書	患者から自費徴収できる（生活保護法の被保護者の場合は、福祉事務所宛に請求する）
	難病医療助成制度の申請手続のための臨床調査個人票（診断書）	患者から自費徴収できる
	特定疾患治療研究事業の公費負担申請の臨床調査個人票、意見書、診断書	
	肝炎治療特別促進事業によるB型・C型肝炎に係る医療費助成を受けるための診断書	
	職業安定所等に提出する就業可能証明書	
	児童の食物アレルギーに関する医師の意見書	
	おむつ支給（市区町村実施）申請のための証明書	
	就労可能診断書（職業安定所に提出）	
	診療録の開示手数料	
無償交付	生活保護の医療要否意見書	生活保護法により、無償で交付しなければならない
	療養費の支給申請のための領収明細書	治療用装具や立替払い等を証明する領収証明書
	日本スポーツ振興センターへ提出する「医療等の状況」	日本医師会からの協力依頼により無償で提供することとなっている
	原爆被爆者対策による健康管理手当申請のための診断書	患者から自費徴収できない
保険請求	傷病手当金意見書	保険診療の「傷病手当金意見書交付料」（交付1回につき100点）として算定する（➡ p.116）
	はり、きゅうおよびあん摩マッサージ指圧の施術にかかる同意書又は診断書	保険診療の「療養費同意書交付料」（交付1回につき100点）として算定する（➡ p.117）

予防接種

1 予防接種の種類

　予防接種とは、病気に対する免疫をつけたり、強くするために接種するワクチンのことをいいます。
　予防接種には下記の 2 種類があります。

- **定期接種**……法律に基づいて市区町村が主体となって実施
- **任意接種**……希望者のみが受ける

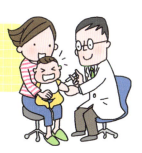

定期接種

定期接種の対象になるのは A 類疾病と B 類疾病です。

- **A 類疾病**……誰もが予防接種を受けるべき疾病。対象者が現在お住まいの市区町村で受ける場合、公費で接種できる。ただし、期間は決まっているので注意が必要。なお、市区町村が実施する補助内容の詳細は、市区町村によって異なる
- **B 類疾病**……強制ではないものの接種が推奨される疾病。期間内に希望すれば公費または費用の一部が公費扱いになる

任意接種

任意接種の対象になる主な疾患は、下記の通りです。

- A 型肝炎、B 型肝炎（母子感染予防）、破傷風トキソイド（定期接種以外の小児、成人）、髄膜炎菌、黄熱、狂犬病、ポリオ（海外渡航時）、季節性インフルエンザ、おたふくかぜ、帯状疱疹（50 歳以上）

任意接種の接種例として主なものには、下記のようなものがあります。

- 個人が感染症にかかったり重症になるのを防ぐために受ける予防接種
- 海外渡航の際に、渡航先によって、接種することが望ましい予防接種（渡航外来等の医療機関で接種）
- 定期接種を受けそびれたり、受ける機会がなかった人が、対象年齢以外で受ける予防接種
- 免疫の弱い人に接する機会がある人などが、周囲の感染を防ぐために受ける予防接種

2 生ワクチンと不活化ワクチン

ワクチンは、感染の原因となるウイルスや細菌をもとにつくられています。
成分の違いから、大きくは「生ワクチン」「不活化ワクチン」に分けられます。

- 生ワクチン……毒性を弱められたウイルスや細菌が体内で増殖して免疫を高めていくので、接種の回数は少なくて済む。十分な免疫ができるまでに約1か月は必要。生ワクチンには、注射生ワクチンと経口生ワクチンの2種類がある
- 不活化ワクチン……自然感染や生ワクチンに比べて生み出される免疫力が弱いため、1回の接種では十分ではなく、何回かの追加接種が必要になる。接種回数はワクチンによって異なる

3 別種のワクチンを接種する場合の接種間隔

混合されていない二種以上のワクチンを別々に接種する場合には、通常注射生ワクチンを接種後に他の注射生ワクチンを接種する場合は、27日以上の間隔をおかなければなりません。不活化ワクチンや経口生ワクチンを接種する場合は、接種間隔の制限はありません。

● 先に注射生ワクチンを接種した場合

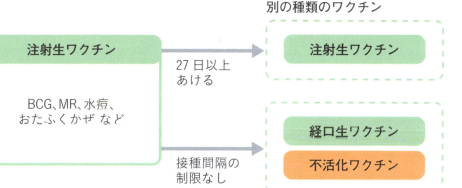

● 先に経口生ワクチン、不活化ワクチンを接種した場合

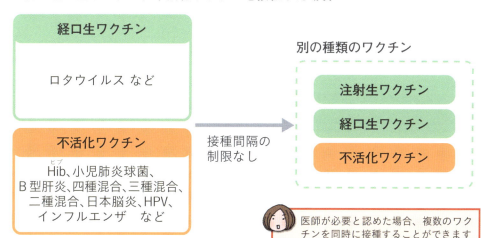

医師が必要と認めた場合、複数のワクチンを同時に接種することができます

乳幼児のワクチンは予約を取っていても、熱などで当日打てなくなり、その後のスケジュールすべてが変更になる場合もありますので、クリニック側もその後のスケジュールを確認しておく必要があります

また、同じ種類のワクチン接種を複数回受ける場合は、ワクチンごとに決められた接種間隔を守る必要があります

4 予防接種のスケジュール

予防接種スケジュールは疾病ごとに異なります。以下、A類疾病とB類疾病に分けて紹介します（表1-10〜1-12）。

A類疾病の予防接種スケジュール

表1-10 予防接種スケジュール（乳幼児）

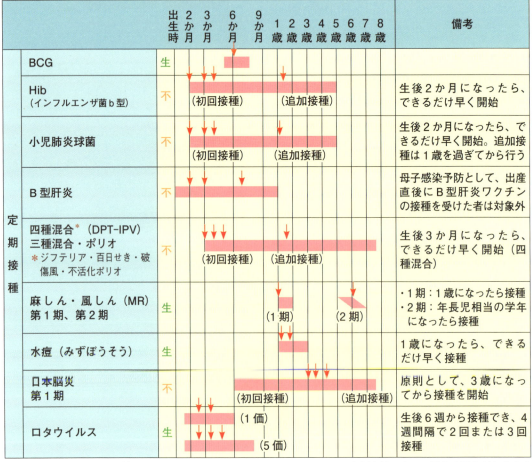

生：生ワクチン　不：不活化ワクチン　　※市区町村によって異なる場合があります

表1-11 予防接種スケジュール（乳幼児以外）

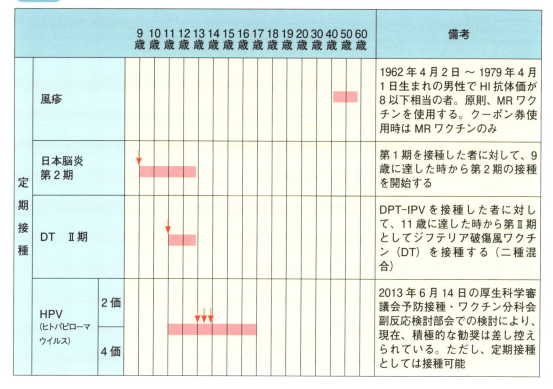

図1-21 インフルエンザ菌b型（ヒブ／Hib）の接種例

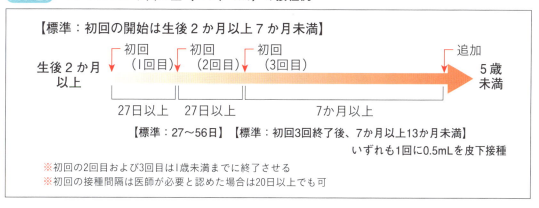

B類疾病の予防接種スケジュール

表1-12 B類疾病（インフルエンザ・肺炎球菌）の予防接種スケジュール

		60歳	65歳	70歳	75歳	80歳	85歳	90歳	90歳	100歳	〜	備考
定期接種（B類疾病）	インフルエンザ					(毎年1回)						60歳以上65歳未満で65歳以上および、一定の心臓、腎臓もしくは呼吸器の機能またはヒト免疫不全ウイルスによる免疫の機能の障害を有する者が対象
	肺炎球菌（23価肺炎球菌莢膜ポリサッカライド）											当該年度末に65歳、70歳、75歳、80歳、85歳、90歳、95歳、100歳以上になる者。未接種の場合、定期接種として1回接種可能

5 定期接種と任意接種を受け付ける際の注意点

　定期接種ワクチンの接種を受け付ける際は、公費扱いになるので患者さんに指定の問診表に記入してもらう必要があります。

　一方、任意接種ワクチンは公費扱いではなく、ほとんどが自費徴収になります。そのため、公費扱いにならない問診票はどの規格のものを使ってもかまいません。

注意点

　定期接種で全額公費になるものと一部補助のもの、任意接種で公費扱いになるものと、全額自己負担になるものがあります。特に全額自己負担のワクチンは、医療機関によって金額が異なるため、勤め先のクリニックの金額をあらかじめ確認しておきましょう。

　また、里帰りや、やむを得ない事情で、別の市区町村に居住の患者さんが公費で接種を希望する場合は、必ず接種前（予約前）に、お住まいの市区町村の役所に相談してもらってください（容易に受け付けると、公費で請求できない場合があります）。また、すべての医療機関が全種類の予防接種を取り扱っているわけではないため、勤め先のクリニックはどのワクチンを取り扱っているか確認してください。

> これだけ！
> アドバイス

● ロタウイルスワクチンの定期接種化

ロタウイルスワクチンは 2020 年 10 月より定期接種の対象となりました。

患者さんには、以下の点を念頭に対応してください。

- ロタウイルスを弱毒化した経口生ワクチンであり、2 種類ある（1 価と 5 価）
- 1 価と 5 価、どちらのワクチンも初回接種は生後 14 週 6 日後までに行う
- 1 価で 2 回、5 価で 3 回接種のいずれかを選択する。途中での変更は不可
- 無料（公費）
- 2020 年 8 月 1 日以降生まれから対象（2020 年 7 月 31 日以前に生まれた方は任意接種扱い）

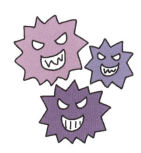

介護保険主治医意見書の作成

　介護サービスの利用（図1-22）を希望する患者さんが要介護認定を受ける際に、必ずかかりつけ医に記載してもらう必要があるのが「**介護保険主治医意見書**」です。

図1-22 介護サービス利用に至るまでの流れ

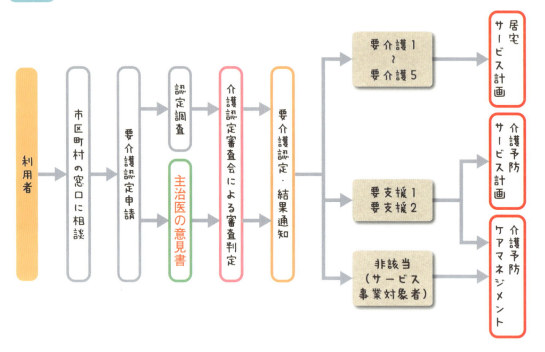

　「介護保険要介護（要支援）認定申請書」は、患者さん本人（もしくは代理人）に市区町村の窓口に申請してもらいます。すると、市区町村から医療機関に下記の3点が届きます。

- 主治医意見書
- 主治医意見書作成依頼書
- 返信用封筒

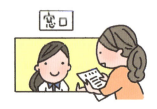

主治医意見書（未記入）が到着したあとの流れは、下記フローチャートの通りです。

意見書作成の主な流れ

1. 主治医意見書（未記入）が届く
2. 該当患者を診察後、意見書に記入
3. 先に主治医意見書を同封の封筒で市区町村へ送り返す
4. 毎月10日までに主治医意見書作成依頼書・請求書（図1-23・1-24）を国保連合に送る*

＊送付先は都道府県によって異なります

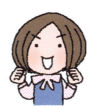

フローチャートの②〜④（※）の注意点は下記の通りです

- ●**②の注意点**：必ずいつまでに提出してほしいかという「提出期限」が書いてあるため、その期日より前に患者さんに受診してもらい、速やかに送り返すことになります。また、意見書の文書料は市区町村に請求するため、本人からの徴収はありません
- ●**③の注意点**：期限内に送付することはもちろんのこと、ほとんどの場合年1回の申請になるため、書いた書類はコピーして保管しましょう
- ●**④の注意点**：意見書の送り先と請求書（図1-24）の送り先は異なります（先に意見書を送ってから作成依頼書・請求書を送付する）

図1-23 介護保険主治医意見書作成依頼書のイメージ

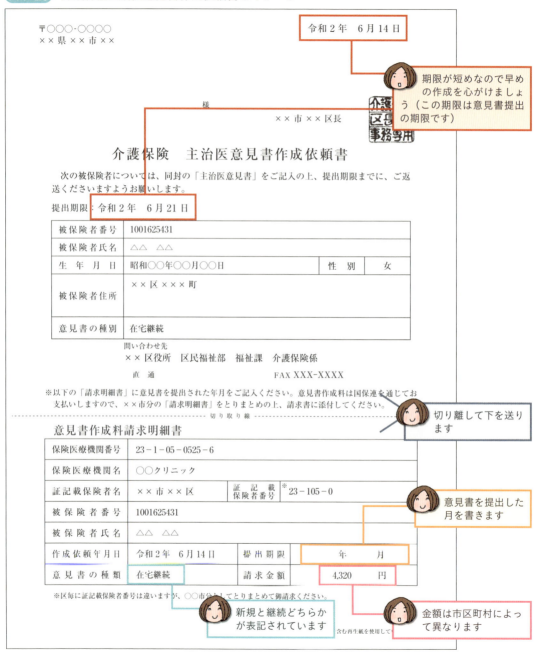

図1-24 介護保険主治医意見書作成料請求書のイメージ

主 治 医 意 見 書 作 成 料 請 求 書

保険者番号	2	2	2	2	2	2

保険者名　○　○　市　　様

下記のとおり請求します。

令和 2 年　　　月　　　日

保険医療機関（老人保健施設）番号　＿＿＿＿＿＿＿＿＿＿＿
保険医療機関（老人保健施設）の所在地及び名称

開設者氏名　　　　　　　　　　　　印

	件　　　　数	金　　　　額
請　求	件	円

※　この請求書には、必ず主治医意見書作成請求明細書を添付してください。
※　請求欄の件数は、明細書の枚数と同一になります。
　　また金額は、消費税込みの金額でご記入ください。
　　（なお、請求明細書に記載してある金額は消費税込みの金額です。）

以下は記入を要しません。

	件　　　　数	金　　　　額
払　　戻	件	円
増　　額	件	円
減　　額	件	円
請求誤差	件	円

　　　　　　　　　　　　　　　　　　　　　　　　　円

この用紙は、古紙パルプを含む再生紙を使用しています。

> この用紙が表紙（1枚目）になります この後ろに図1-23の切り離した部分を添付します

> 意見書作成料請求明細書の合計枚数と合計金額を記入します

2　健康保険給付外の受付　　69

労災（労働者災害補償保険法）と自賠責（自動車損害賠償責任保険）

1　労災保険、自賠責保険とは

　労災保険とは、**業務災害**または**通勤災害**に対して労働者やその遺族のために、必要な保険給付を行う制度です。業務上や通勤途中にケガや病気になったとき、健康保険ではなく、労災保険の療養補償給付により無料で治療を受けることを補償します。

　自賠責保険とは、自動車の運行によって、他人の生命や身体を害した場合に支払われる保険です（原付自動車を含む、すべての自動車を保有する人が加入を義務付けられている強制保険）。自動車事故の被害者の救済を目的とした法律である自動車損害賠償保障法（損害賠償法）に基づき、被害者を医療補償するものです。

これだけ！アドバイス

ケガ等の場合は外科や整形外科を受診する患者さんがほとんどですが、中には「軽いケガならどこの医療機関でもとりあえず診療してくれる」と思ってまったく別の診療科に来院する人もいます。「整形外科じゃないから労災や自賠責の人は来ないだろう」と思っている医療事務員も少なくありません。

受付は、必ずしも保険診療扱いの患者さんだけが訪れるわけではありませんので、万が一、勤め先のクリニックで対応できない患者さんが来院した場合に、適切な説明と応対ができるように、知識を蓄えておきましょう。

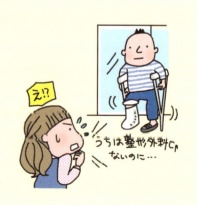

2　労災保険

まず、勤め先のクリニックが「指定医療機関」または「非指定医療機関」のどちらであるのかを把握しておく必要があります。

- **指定医療機関**……医療機関の所在地を管轄する都道府県労働局に対して届け出を行っている医療機関
- **非指定医療機関**……届け出を行っていない医療機関

把握できたら、勤め先のクリニックはどういった対応・手順で行うのかp.74のチャートで確認しましょう

「療養補償給付たる療養の給付請求書」

「療養補償給付たる療養の給付請求書」は、労災保険として窓口で取り扱う場合に必要な書類で、この様式を確認するまでは、基本的にそれまでの診療行為は、自費徴収（10割負担）となります。

様式の使い分けは表1-13に示した通りです。下記の使い分けも頭に入れておきましょう。

- 一番初めに受診した医療機関での診療……様式5号（または様式16号−3）
- 他院からの転院による労災での診療………様式6号（または様式16号−4）

表1-13　様式の使い分け

	指定医療機関	指定医療機関変更届	非指定医療機関
業務上（勤務中）	様式5号（図1-25）	様式6号（図1-26）	様式7号（図1-27）
通勤途上	様式16号−3	様式16号−4	様式16号−5

図1-25 様式5号

表面　　　　　　　　　裏面

各様式の違いに注目ですね

図1-26 様式6号

表面　　　　　　　　　裏面

患者さんは何の書類が必要かわからないので、「様式〇号です」と伝えてあげましょう

図1-27 様式7号

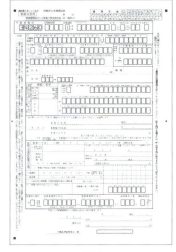
表面

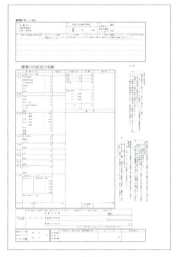
裏面

労災と公災

労働災害には、労災と公災がありますが、両者の違いはわかるでしょうか？

- **労災（労務災害）**……各事業主が加入しており、その労働者が業務災害または通勤災害に遭った場合に受ける補償
- **公災（公務災害）**……公務員が公務遂行中に業務災害または通勤災害に遭った場合に受ける補償。公務災害は国家公務員災害補償法と地方公務員災害補償法がある

どちらもまず請求方法が異なります。労災の場合は労働局労働基準部労災補償課に請求しますが、公災は公災指定の機関に請求します。

また、算定基準・点数等はどちらも同じでありながら、取り扱う用紙等が異なります。もし、労災として扱うことになった場合、その患者さんが国家公務員や地方公務員でないかを確認する必要があります。すべて同じ労災だと思い込まないことが大事です。国家公務員災害補償または地方公務員災害補償の場合は、請求方法・請求先など、患者さんの勤め先の担当部署に手順を確認したほうがよいでしょう。

労災を取り扱う場合の流れ

労災を希望する患者さんには下記フローチャートに従って対応します。

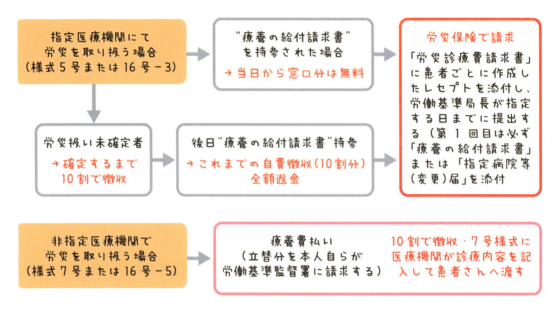

 労災と自賠責って苦手です…

 私もです

 専門医療機関以外では取り扱う機会が少ないから無理もないわね

 でもこのフローを見ながらであればなんとかなりそうです

 私もです

 見ながらできるなら、そのうち見ないでもできるわよ

3　自賠責保険

　まず、勤め先のクリニックが、自賠責の取り扱いを行っているかの確認が必要です。取り扱わない場合は、最初から患者さんに説明し、近くに整形外科や病院がある場合は、速やかにそちらにご案内したほうがよい場合もあります。

自賠責を取り扱う場合の流れ

　自賠責を希望する患者さんには下記フローチャートに従って対応してください。

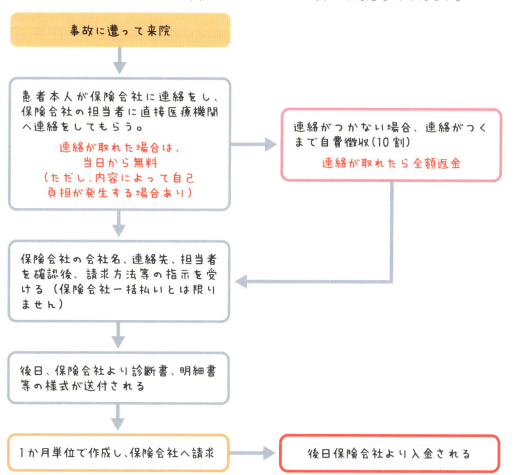

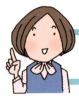

3 会計書（領収書）の発行

診察が終わると、次は会計書（領収書）を発行します。診療報酬の基準点数に基づいて算定し、最後に出た点数を円に換算した金額から患者さんの保険に準じた負担率分がその日にいただく金額となります。

1 会計書（領収書）発行の流れ

　会計書（領収書）の発行にあたって、まず診療報酬に基づいて点数を算定する必要があります。そして、すべての点数を合計した点数を円にした（1点＝10円）金額から、患者さんが加入している保険に準じた負担率分がその日にいただく金額となります。
　お会計が発生しない患者さんの場合、会計書（領収書）は出ませんが、明細書がある場合は明細書だけ出力されてきますので、お渡ししないといけません。
　勤め先のクリニックが「院内で処方薬を賄っているか否か（院内処方 or 院外処方）」あるいは「電子カルテを導入しているか否か（電子カルテ or 紙カルテ）」などによって、業務の流れや算定方法は変わります。院内処方の場合は、会計にあわせて薬の用意もしなければなりません。

- **院内処方 or 院外処方**……院内処方の場合は、会計と一緒に薬も渡さなければならないため、会計書の発行と同時に薬の調剤が行われます。院外の場合は処方箋の発行をして、会計書と一緒にお渡しします
- **紙カルテ or 電子カルテ**……紙カルテの場合は、レセプトコンピュータにその日の診療分すべてを入力して本日会計分を算定します。電子カルテの場合は、処方内容や検査等、その日の診療で行った内容があらかじめ入力されていると思いますので、入力漏れ（指導料など）がないかを確認し、会計書（領収書）を発行します

　院内処方の場合と紙カルテを見て会計を出す場合は、時間がかかります。しかし、焦る必要はありません。円滑かつ間違いなく業務をこなすことが重要です。

2 会計書（領収書）の見方

実例（図1-28）をもとに会計書（領収書）の見方を確認していきましょう。

図1-28 会計書（領収書）の記載内容のイメージ

> ① **保険**…………保険適用の項目
> ② **保険外負担**……保険適用外の項目（自費項目・自費金額）

たとえば投薬料139点＝1390円のとき、患者さんの自己負担分はいくらですか？

自己負担の割合を3割とした場合、1390円×30％＝417円だから…

四捨五入して、420円ですね！

明細書の見方

　明細書とは、その日に受けた医療行為の内容について、領収書よりもさらに詳しい内容が記載されたものです。
　実例（図 1-29）をもとに明細書の見方を見ていきましょう。

図 1-29　明細書の記載内容のイメージ

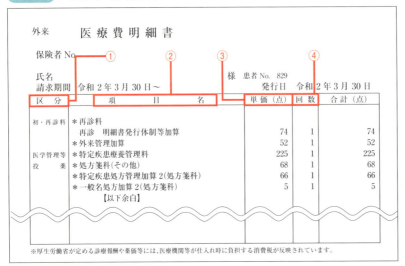

① 区分…………保険適用の区分
② 項目名………各区分の内訳。検査や薬剤の名称など
③ 単価（点）……厚生労働省が定めた各医療行為に割り当てられた点数
④ 回数…………医療行為を行った回数

これだけ！
アドバイス

● 明細書発行体制等加算（レセプト番号⑫）

明細書発行体制等加算は、電子請求を行っており明細書を無料発行している診療所（下記施設基準を満たす診療所）にて受診した患者に対して、再診料に加算（1点）できることをいいます。なお、この点数は患者さんが明細書の発行を希望しなかった場合も、加算することができます。

＜明細書発行体制等加算の施設基準＞
① 診療所であること
② レセプトオンライン請求またはCD-ROMなどの電子媒体による請求を行っていること
③ 算定した診療報酬の区分・項目の名称およびその点数または金額を記載した詳細な明細書を患者に無料で交付していること。また、その旨を院内掲示していること

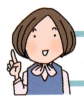

4 会計

会計書（領収書）と明細書が発行されたら、最後にお会計になります。お金のやり取りですので、万が一にも間違いがあるとトラブルにつながりますし、クリニックの信用にもかかわってきます。患者さんを目の前にしての作業ですから、焦りがちですが、特に落ち着いて作業しましょう。

1 患者さんを呼ぶ前に確認すること

会計のために患者さんを呼ぶ前に、下記が今から呼ぶ患者さんのものであるかをもう一度確認してください。

- ・診察券
- ・保険証一式（診察前にお返しする場合は返すときにすべて本人のものか確認する）
- ・会計書（領収書）（会計がある患者さんの場合）
- ・明細書
- ・調剤した薬剤（院内処方の場合）
- ・処方箋（院外処方の場合）

続けて印刷されてくると起こりがちなのが、「違う患者さんの会計書や明細書をセットにして渡してしまう」「兄弟や夫婦で診察を受けたのに、1人分しかお渡ししない」などの単純ミスです。むしろ、単純なミスほどよく起こります。

忙しくて手間だと思っても、間違えたときのほうがさらにそのあとの処理に手間と時間がかかりますので、少しの労力を惜しまない習慣をつけましょう。ルーティンにしてしまえば、最短ルートで正しく遂行できるようになります。

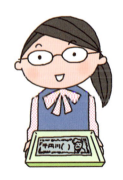

2　患者さんが受付に現れたら

　名前を呼んだ患者さんが受付に現れたら、まずお渡しするものが患者さん本人のものであるかを確認してもらいます。この確認の工程をおざなりにすると、あとから「もらってない」「渡した」の言い合いになるなどの揉め事につながりやすくなります。忙しいと行動も慌ただしくなりがちですので慎重に行いましょう。

　なお、レジの打ち方（社保と国保、自費で分けるのか）や、会計した金額を記入する日計表等は、医療機関によってまったく異なります。会計処理や診療最後のレジの締め方の流れは、現場のやり方にしたがって覚えることになります。

3　会計が終わったら

　お会計が終わった患者さんはよく忘れものをします。たとえば、「処方箋を手にもって帰ろうとして、ほかのものはすべてしまったのに、その処方箋をそのまま置いて帰ってしまった」「杖を窓口の台に引っ掛けておいて杖を忘れて帰った」などということは日常茶飯事です。

　最後に「お大事にしてください」などの言葉を患者さんに投げかけたあとなど、忘れものがないかも気にかけてあげてください。

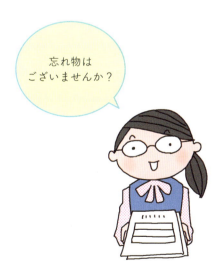

お金を入れるトレーは2つ用意する

お会計時は、できたらお金を入れるトレーは2つ用意したほうが間違いは少なくなります。1つはあらかじめ患者さんの前に置いておき、そのトレーにお金を載せていただきます。そのお金はすぐに金庫の中にしまわず、先にもう1つのトレーにお釣りを入れて、お釣りを患者さんが受け取ってから、最後に受け取ったお金を金庫に入れるようにしましょう。

というのも、1万円と5千円を間違えるトラブルがよく起こるからです。預かったのは5千円なのに1万円と勘違いして多めにお釣りを渡してしまったり、あるいは1万円を渡したと勘違いした患者さんから「お釣りが間違っている」とクレームが入ることも。

先に患者さんが出したお金を金庫の中に入れてしまっていると、証拠がなくなってしまいますので、トラブルを解消するためにも、預かったお金は最後までトレーに載せたままにしておくほうが安全です。

冷静なときは、「そんな間違いはしない」と思えますが、忙しくて何人も立て続けにお会計していると、よくそういった間違いが起きます。お金に関することですので、トラブルがないように慎重に取り扱いましょう。

ふぅー、これで外来業務は一安心ですね

ホントかなー？ 電話応対や外国人の患者さんのときはどうするの？

……

現場で役立つ接遇やマナー、外国人応対のポイントは付録（p.221）で説明しています

絶対確認しなきゃ！

レセプトって何？

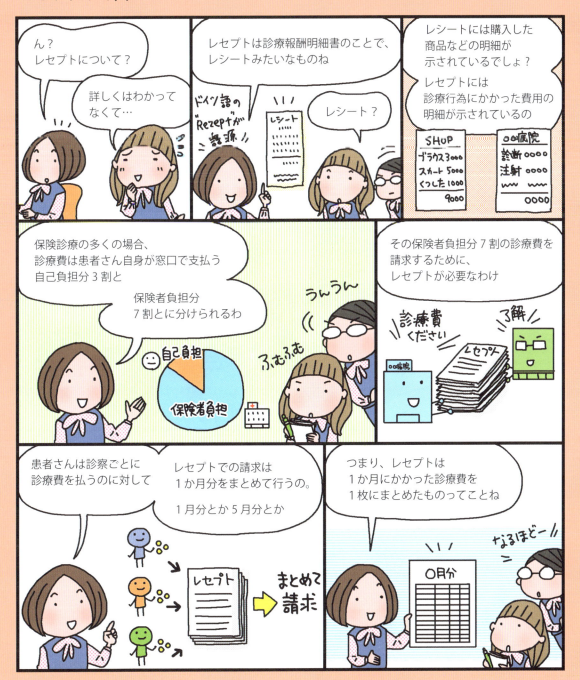

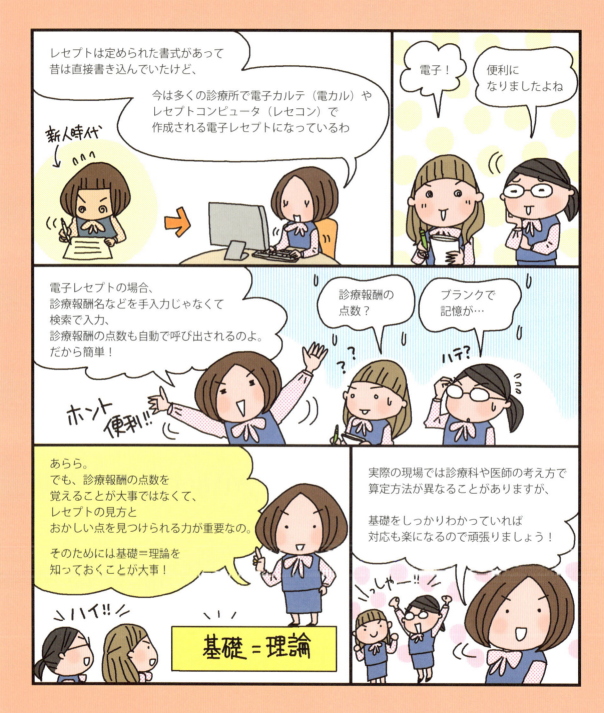

第 2 章
保険（レセプト）請求
【理論編】

クリニックの収入の大部分を占めるのは、診療報酬です。診療報酬は「診療報酬点数表」に従って算出します。各診療でどういった項目が算定できるかを、一定の理解とともに把握することは、医療事務員にとって必須のスキルです。

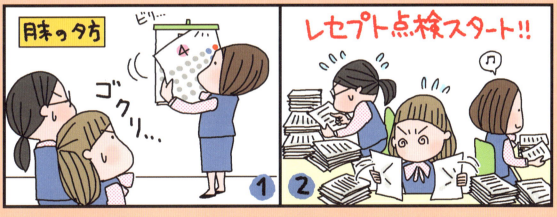
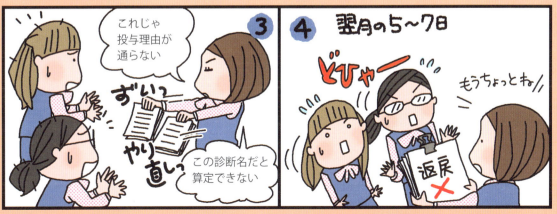

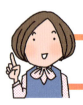

1 レセプト

医療事務のお仕事のなかでも、特に重要なのがこのレセプトに関する業務です。レセプトを正しく入力するには、たくさんの診療行為の算定要件を学習しなければなりません。

1 レセプトとは

　レセプトは、診療報酬明細書ともいい、1回の診療行為にかかった費用の明細を定められた書式で記載し、それらを集約してひと月分の診療にかかった費用を患者さん1人につき1枚にまとめたものです（図2-1）。保険診療の多くの場合、診療費は患者さん自身が窓口で支払う自己負担分3割と、保険者負担分7割とに分けられます。その保険者負担分7割の診療費を請求するために、レセプトが必要になります。

　また、多くの診療所でレセプトは電子カルテ（電カル）やレセプトコンピュータ（レセコン）で作成される電子レセプトになっています。

＜電子カルテとレセプトコンピュータでのレセプト作成業務の違い＞
- 電子カルテ…医師が入力した電子カルテの情報がそのままレセプトシステムに自動的に入力される
- レセプトコンピュータ…紙カルテ運用で紙カルテに書かれた診療内容を事務員がレセプトコンピュータに入力する

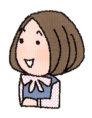

電子カルテシステムが導入されていてもカルテは紙で運用していて、レセプトコンピュータとしてしか使っていないケースもあります

2 診療報酬点数の算定

　医師がカルテに記入した診療行為や薬をそれぞれ診療報酬点数表や「薬価基準」(厚生労働省が定めた薬の価格の一覧表)に基づいて決められた点数で計算し、その日の診療にかかった合計点数および診療費(1点=10円)を算出します。診療報酬点数表は、**基本診療料**と**特掲診療料**から構成され、さらに区分ごとに「A000 初診料」など細かく区分番号が振られています。

- **基本診療料**…初診もしくは再診、入院の際等に行われる基本的な診療行為の費用を一括して評価するもの。2018年度の改訂で、「かかりつけ医機能」を強化・推進するため、オンライン診療料が導入されている(➡ p.192)
- **特掲診療料**…基本診療料として、一括で支払うことが妥当でない特別の診療行為に対して個別的に評価するもの。特掲診療料は、医学管理等・在宅医療・検査・画像診断・投薬・注射・リハビリテーション・処置・手術・麻酔等、それぞれの診療行為ごとに点数が定められている

　また、診療報酬には**加算料**という項目があり、たとえば急病で時間外に診療を受けた場合、初診料、または再診料に時間外加算が追加されます。それぞれの病院と診療所、年齢、診療時間等により所定点数(基本点数)または加算点数が異なっているので注意が必要です。

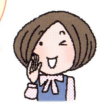

本章では、内科のクリニックで算定することが多い項目を抜粋してまとめています。医療機関によって頻繁に算定する項目はさまざまなため、どういった算定をよく行っているのか知ることから始めましょう

図2-1　レセプトの様式見本

診察報酬明細書
（医科入院外）

令和　　年　　月分

都道府県番号　医療機関コード

1 医科　1 社・国　3 後期　1 単独　2 本外　8 高外-
　　　　2 公費　4 退職　2 2併　4 六外　0 高外7
　　　　　　　　　　　　3 3併　6 家外

保険者番号　　　　　　給付割合　10 9 8
　　　　　　　　　　　　　　　　　7（　）

被保険者証・被保険者手帳等の記号・番号

公費負担者番号①
公費負担医療の受給者番号①
公費負担者番号②
公費負担医療の受給者番号②

氏名　　1男 2女 1明 2大 3昭 4平 5令　・・生
職務上の事由　1 職務上　2 下船後3月以内　3 通勤災害

特記事項

保健医療機関の所在地及び名称
（　　床）

傷病名　(1)　(2)　(3)

診療開始日　(1) 年 月 日　(2) 年 月 日　(3) 年 月 日

転帰　治ゆ　死亡　中止

診療実日数　保険　　日　公費①　　日　公費②　　日

				公費分点数
11 初　診	時間外・休日・深夜	回	点	
12 再診	再　診	×	回	
	外来管理加算	×	回	
	時　間　外	×	回	
	休　　日	×	回	
	深　　夜	×	回	
13	医学管理			
14 在宅	往　　診		回	
	夜　　間		回	
	深夜・緊急		回	
	在宅患者訪問診療		回	
	その他			
	薬　　剤			
20 投薬	21 内服薬剤		単	
	内服調剤	×	回	
	22 屯服薬剤		単	
	23 外用薬剤		単	
	外用調剤	×	回	
	25 処　方	×	回	
	26 麻　毒		回	
	27 調　基			
30 注射	31 皮下筋肉内		回	
	32 静脈内		回	
	33 その他		回	
40 処置	薬　剤		回	
50 手術麻酔	薬　剤		回	
60 検査病理	薬　剤		回	
70 画像診断	薬　剤		回	
80 その他	処方箋		回	
	薬　剤			

療養の給付		請　求　点	決　定　点	一部負担金額　円
	保険			
	公費①	点	点	円
	公費②	点	点	円

※高額医療費　円　　※公費負担点数　点　　※公費負担点数　点

Ⓐ：診療が行われた年月
（レセプトを提出する年月ではありません）

Ⓑ：医療機関の情報（2桁の都道府県番号と
医療機関の7桁のコードを記載）

Ⓒ：保険証の情報（保険証の原本のスキャンまたはコピーで確認）

Ⓓ：公費負担の情報（公費負担に該当
する場合、受給者番号を記載）

Ⓔ：氏名、性別、生年月日（保険証の原本のスキャンまたはコピーで確認）

Ⓕ：職務上の理由（船員保険の場合）

Ⓖ：特記事項（該当する場合、決められた略号を記載）

Ⓗ：保険医療機関の所在地および名称

Ⓘ：傷病名と診療開始日、転帰（先頭に主傷病を記載、
傷病名を書いた順で診療開始日と転帰を記載）

Ⓙ：診療実日数（医療保険および
公費で診療が行われた日数）

Ⓚ：各点数（診療行為の回数と点数の内訳を記載） → ⑪初診、⑫再診、⑬医学管理等、
⑭在宅医療、⑳投薬、㉚注射、
㊵処置、㊶手術・麻酔、㉠検査、
㊰画像診断、㊱処方箋　等

Ⓛ：摘要（Ⓚに書いた点数で、理由や
説明が必要であれば記載）

Ⓜ：合計点（左：Ⓚの点数の合計、
右：患者さんが窓口で支払った額の合計）

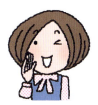

図2-1の
Ⓚの箇所に記載されている
「⑪初診」「⑫再診」などの番号は
診療識別コード番号といいます。
診療報酬点数表の区分番号と
混同しないように！

2 ⑪初診料・⑫再診料

初診料とは、患者さんが傷病（ケガや病気）についてその保険医療機関で初めて診療行為を受けたときの診療料をいいます。**再診料**とは再診患者さんを対象とした診療料です。2回目以降の継続的な診療分は原則再診料の算定となります。

「⑪初診料」の⑪は、ここの番号ですね

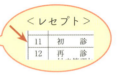

その通り！ 基本診療料から学ぶわよ！

⑪ 初診料

1 算定要件

初めて来院した場合に算定するのは明確でわかりやすいですが、当然のことながら、来院するのは初診の患者さんばかりではありません。初診ではなくても算定できる場合もあります。算定要件によって、算定できる／できないが変わることに注意が必要です。

＜主な算定要件例＞
① 患者さんが**任意（自分の都合で）診療を中止**し、1か月以上経過後、再び同一の保険医療機関において診療を受ける場合は、その診療が同じ病名または同じ症状によるものであっても、診療料は初診として取り扱うことができる。なお、どのタイミングで初診にするかは、医療機関によって異なる

② 現在、**診療継続中の患者**さんについて、新しく発生した傷病を初診で行っても、新しく発生した傷病について初診料に算定できない ➡再診で算定

③ 勤め先のクリニックで患者さんが健康診断等を受けた結果、治療の必要があった場合の診察料は初診料を算定できない ➡再診で算定

> **これだけ！アドバイス**
>
> ● 健康診断（自由診療）の結果、治療の必要がある場合の算定
> ・勤め先のクリニックの健診で患者さんが引き続き治療が必要となった ➡ 再診で算定（p.93）
> ・他の健診センターなどでの検査の結果、治療が必要といわれ、受診した ➡ 初診で算定

2 初診料に対する主な加算

以下の場合、加算（初診料にプラスして算定すること）ができます。

診療時の条件によって算定できる加算

　診療時の条件によって算定できる加算には「乳幼児加算」と「時間外加算」の２つがあります。加算できる点数は表2-1に示した通りです。

> ● **乳幼児加算**…6歳未満に対して算定できる加算
> ● **時間外加算**…通常の診療時間以外の時間に受け付けした場合に算定できる加算
> 　　　── 時間外：診療時間外の時間（休日・深夜を除く）
> 　　　── 休　日：日・祝日・年末年始（12/29〜12/31、1/2〜1/3）（深夜を除く）
> 　　　── 深　夜：22：00〜6：00

施設基準を満たした診療所が算定できる加算

施設基準を満たした診療所が算定できる加算には「夜間・早朝等加算」があります。

● **夜間・早朝等加算**…施設基準を満たしていれば算定可。標榜する時間内であってもこの時間帯は加算できる

— 18:00 〜 8:00 までの間（22:00 〜 6:00 と休日は除く）で、勤め先のクリニックが標榜した診療時間が該当する場合、その時間に受け付けた患者さんに対して算定できます。
- ・ただし、土曜日は 12:00 〜 22:00 までの間とする
- ・日・祝日を診療日としている場合（6:00 〜 22:00 の間）に算定する（休日加算は算定できない）

表2-1　乳幼児加算と時間外加算の点数一覧（初診時）

<table>
<tr><td rowspan="2">6歳以上</td><td></td><td>時間内</td><td>時間内
夜間・早朝
(50点)(基)[*1]</td><td>時間外
(85点)</td><td>休日
(250点)</td><td>深夜
(480点)</td><td>時間外特例[*2]
(230点)</td></tr>
<tr><td>初診料
(1回につき)</td><td>288点</td><td>338点</td><td>373点</td><td>538点</td><td>768点</td><td>518点</td></tr>
<tr><td>2科目初診料
(1回につき)</td><td colspan="6">144点（2つ目の診療科に限る。時間外加算等なし）</td></tr>
<tr><td rowspan="2">6歳未満</td><td></td><td>時間内
(75点)</td><td>時間内
夜間・早朝
(50点)(基)[*1]</td><td>時間外
(200点)</td><td>休日
(365点)</td><td>深夜
(695点)</td><td>時間外特例[*2]
(345点)</td></tr>
<tr><td>初診料
(1回につき)</td><td>363点</td><td>413点</td><td>488点</td><td>653点</td><td>983点</td><td>633点</td></tr>
<tr><td>2科目初診料
(1回につき)</td><td colspan="6">144点（2つ目の診療科に限る。乳幼児・時間外加算等なし）</td></tr>
<tr><td>機能強化加算
(80点)</td><td colspan="7">かかりつけ医機能を評価した加算で届出を行った場合に算定できる。初診料算定時に併せて算定できる</td></tr>
</table>

＊1：施設基準を満たした場合　　＊2：救急病院など

⑫ 再診料

1 算定要件

1回目の診療が保険診療での受診であれば、2回目の再診料算定は明確です。しかし、初診料の項でも説明した通り、初診時に健康診断等の自費診療を受けた結果、治療の必要があって保険診療に切り替わった場合は、保険診療が初めてでも再診料の算定となります。

これだけ！アドバイス

● 初診時の健診後、保険診療に切り替わった場合

病名が確定した日付と、診察料の算定が不一致になるので、（本来初診算定なのが再診料の算定になるため）レセプトの摘要欄には、その旨をコメントとして示さなければいけません（例：初診料は他保険で請求済み）。

2 再診料に対する主な加算

診療時の条件によって算定できる加算

初診料と同様に、診療時の条件によって算定できる加算には「乳幼児加算」と「時間外加算」の2つがあります。加算できる点数は表2-2に示した通りです。

- 乳幼児加算…6歳未満に対して算定できる加算
- 時間外加算…通常の診療時間以外の時間に受け付けした場合に算定できる加算
  - 時間外：診療時間外の時間（休日・深夜を除く）
  - 休　日：日・祝日・年末年始（12/29〜12/31、1/2〜1/3）（深夜を除く）
  - 深　夜：22：00〜6：00

表2-2 乳幼児加算と時間外加算の点数一覧（再診時）

		時間内	時間内 夜間・早朝 (50点)（基）	時間外 (65点)	休日 (190点)	深夜 (420点)	時間外特例 (180点)
6歳以上	再診料 （1回につき）	73点	123点	138点	263点	493点	253点
	2科目再診料 （1回につき）	37点（2つ目の診療科に限る。時間外加算等なし）					
		時間内 (38点)	時間内 夜間・早朝 (50点)（基）	時間外 (135点)	休日 (260点)	深夜 (590点)	時間外特例 (250点)
6歳未満	再診料 （1回につき）	111点	161点	208点	333点	663点	323点
	2科目再診料 （1回につき）	37点（2つ目の診療科に限る。乳幼児・時間外加算等なし）					

施設基準や届出によって算定できる加算

　初診料と同様に「夜間・早朝等加算」があるほか、「外来管理加算」（➡ p.96）、「明細書発行体制等加算」などを算定できます。施設基準や届出条件を満たした場合の加算について、表2-3 にまとめました。

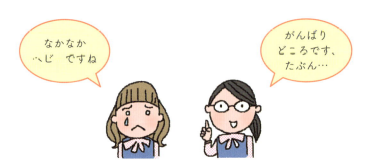

表2-3 施設基準や届出条件を満たした場合の加算

	施設基準	加算点数	算定要件
外来管理加算	—	52点	標榜する診療科に関係なく再診のつど算定できる（電話再診の場合は算定不可）。ただし、p.96の表2-4の医療行為を行った場合は算定できない
夜間・早朝等加算	要基準*1	50点	施設基準を満たす診療所のみ算定する。標榜する時間内であっても、この時間帯では再診料に50点が加算できる ・平　日　6：00～8：00、18：00～22：00 ・土曜日　6：00～8：00、12：00～22：00 ・日・祝日　6：00～22：00
時間外対応加算 　イ　時間外対応加算1 　ロ　時間外対応加算2 　ハ　時間外対応加算3	要届出*2	5点 3点 1点	地域の身近な診療所において、患者さんからの休日・夜間等の問い合わせや受診に対応できる体制が必要
明細書発行体制等加算	要基準	1点	施設基準を満たす診療所のみ算定する。詳細な明細書を無料で発行している場合に、再診料に1点加算できる（要院内掲示）。ただし、無料での発行が困難、患者さんから発行しなくてよい旨の意思表示があったなど、正当な理由がある場合は発行しなくとも加算できる。レセプトオンライン請求など、電子請求等を行う施設基準適合の届出が必要となる
地域包括診療加算 　イ　地域包括診療加算1 　ロ　地域包括診療加算2	要届出	25点 18点	届出を行った診療所のみ算定する（電話再診の場合は算定不可） 算定対象者：高血圧症、糖尿病、脂質異常症、認知症の4疾病のうち2つ以上の疾患をもつ者
認知症地域包括診療加算 　イ　認知症地域包括診療 　　　加算1 　ロ　認知症地域包括診療 　　　加算2	要基準	35点 28点	施設基準を満たす診療所のみ算定する（ただし、地域包括診療加算の届出を行っている必要がある。また、電話再診の場合は算定不可）。認知症の患者(※)に対して、患者またはその家族の同意を得て、療養上必要な指導および診療を行った場合に算定する ※認知症以外に1以上の疾患（疑いのものを除く）があり、1処方につき5種類を超える内服薬の投薬を行った場合または1処方につき抗うつ薬、抗精神病薬、抗不安薬および睡眠薬を合わせて3種類を超えて投薬を行った場合のいずれにも該当しないものに限る

＊1：算定するにあたっての施設基準の届出は不要だが、施設基準を満たす必要がある
＊2：算定するにあたり、施設基準を満たし、届出を出さないと算定できない

● **外来管理加算**

　再診時に医師が直接診察し、一定の処置や検査等を行わず計画的な医学管理を行った場合に算定できます。算定できる行為とできない行為を表2-4にまとめました。

表2-4　再診時に外来管理加算を算定できる行為とできない行為

診療行為		外来管理加算の算定
⑫再診	再診（診察のみ）	○
	電話再診による再診	×
⑬医学管理等	慢性疼痛疾患管理（診療所のみ）	×
	上記以外の医学管理料	○
⑭在宅医療		○
⑳投薬		○
㉚注射		○
㊵処置		×
㊿手術・麻酔		×
⑥検査	検体検査	○
	病理学的検査	○
生体検査	呼吸循環機能検査等、監視装置による諸検査　皮膚科学的検査、臨床心理・神経心理検査	○
	超音波検査等、脳波検査等、神経・筋検査、耳鼻咽喉科学的検査、眼科学的検査、負荷試験等、内視鏡検査、ラジオアイソトープを用いた検査	×
⑦画像診断		○
⑧処方箋		○
⑧リハビリテーション		×
⑧精神科専門療法		×
⑧放射線治療		×

● **電話再診料**

　患者さんまたはその看護にあたっている人から治療上の意見を求められて<u>電話で指示</u>した場合でも算定できます。

　「電話等による再診」とは、①電話、テレビ画像等、② FAX、電子メール（聴覚障害の場合のみ）をいい、②の場合は、時間外、休日、深夜、夜間・早朝等の加算は算定できません。

　電話再診料は、外来管理加算、地域包括診療加算、認知症地域包括診療加算は、算定できません（<u>明細書発行体制等加算</u>と<u>時間外対応加算</u>は算定可）。

⑪ 初診料 ・ ⑫ 再診料共通

1　初診料・再診料算定の考え方

　勤め先のクリニックに患者さんがこれまで受診したことがあり、現在も「<u>診療継続中</u>」かどうかが決め手になります。たとえば、上気道炎で受診したあと別日で湿疹で受診しても、上気道炎が継続であれば新たに初診料は算定できず、再診料を算定します（図 2-2）。しかし、そのあと 2 つとも診療を中止または完治していれば、次の診療は初診料が算定できます。

　病名によって、判断基準は異なりますが、最終来院日を目安に、継続中（再診）か継続中でないか（初診）を判断してください。また、最終来院時の投薬日数も算定の目安にしてください。

図 2-2　初診と再診の判断基準

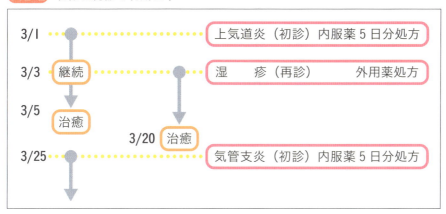

2 時間外か否かの判断

算定にあたって時間外か否かの判断は重要です。表2-5 に一例を示しましたので、勤め先のクリニックに置き換えて把握しておきましょう。

表2-5 時間外の判定〔標榜診療時間 8：00〜17：00（土曜日 8：00〜15：00）、休診日：木曜日・日曜・祝日の場合〕

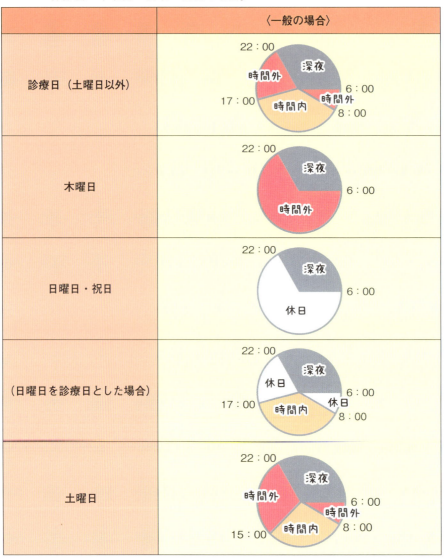

3 同日複数科受診についての初診料・再診料

同日に他の傷病について別の診療科を初診または再診として受診した場合、初診料または再診料を算定できます。ただし、**異なる診療科・医師であること**が条件です。

別日は全部再診料になります。

<内科受診のあと、そのまま眼科を受診した場合（同一医療機関に2科以上ある場合)>
- 同日初診〔複数科初診料（複初）〕……144点
- 同日再診〔複数科再診料（複再）〕…… 37点

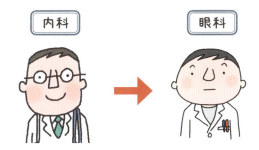

異なる診療科・医師であるかを確認！

診療科がたくさんある病院だけだと思っていました…

以前は１つの科しかなかったから知らなかった！

算定上の注意事項

算定上の主な注意点を以下に列挙します。同一日の算定例（表2-6）も参考にしてください。

① 複初・複再の算定は、乳幼児加算・時間外加算は算定できない

② 同一日に3科目はどちらも算定できない

③「同日に他の傷病」とは同一疾病または互いに関連のある疾病でないこと（NG
　例：糖尿病で内科を受診している患者が、糖尿病性網膜症の疑いで眼科を受診）

④ 複再で外来管理加算を算定する場合、別の科で外来管理加算が算定できない
　診療行為が行われたときは、外来管理加算は算定できない（外来管理加算の
　算定は、1日の診療内容のトータルで判断すること）

⑤ 初診時に、もう1つ別の科にも初診でかかった場合でもそれぞれ初診料・複
　初で算定できる

⑥「小児科外来診療料」（マルメ算定＊）の場合は、1日につきの点数となるので、
　小児科外来診療料に含まれて別に算定できない

＊診療報酬における包括化のことで、投薬、注射、検査、画像診断等、どれだけ行っても一律の請求点
　数であること

表2-6 同一日複数診療科再診・初診の算定例

	1科目	2科目	3科目	算定方法
例1	内科（再診）	眼科（再診）	なし	再診料＋同一日複数診療科再診
例2	内科（初診）	眼科（初診）	なし	初診料＋同一日複数診療科初診
例3	内科（再診）	眼科（初診）	なし	再診料＋同一日複数診療科初診
例4	内科（初診）	眼科（初診）	整形外科（初診）	初診料＋同一日複数診療科初診1回
例5	内科（再診）	眼科（初診）	整形外科（初診）	再診料＋同一日複数診療科初診1回
例6	内科（再診）	眼科（再診）	整形外科（再診）	再診料＋同一日複数診療科再診1回

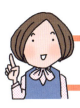

3 ⑬医学管理等

⑬医学管理等の項で定められる医学管理料とは、医師やコ・メディカル（看護師、薬剤師）の医学管理・指導・情報提供を評価したものです。

1 医学管理料の分類

医学管理料（表2-7）は、大きく以下の2つに分けられます。

- 医師が医学管理を行うもの……てんかん指導料・難病外来指導管理料等。一般的に同一月に複数の医学管理料の算定は認められていない
- 医師以外（コ・メディカル）が指導を行うもの、または、検査の費用等を含むもの……特定薬剤治療管理料、悪性腫瘍特異物質治療管理料等。一般的に併用算定は認められている。検査費用を含むものについては、検査料、採血料、判断料が管理料に含まれており別に算定できない

算定要件がそれぞれ違うことがわかるでしょうか。診療所のみで算定できるもの、病院で算定可能でも病床数によって点数が違うもの等、算定要件はさまざまです。そして診療科によって、常にかかる医学管理料は異なります。何より、管理料を算定する際は、その算定要件を十分に理解する必要があります。

また、カルテに管理・指導内容の記載を求めるものも多いので、注意が必要です。

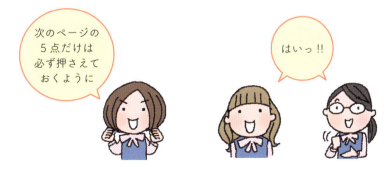

<必ず押さえておきたい5つのポイント>
① **対象疾患によって**算定できる管理料が異なること

 算定できるのは対象の疾患が「主病」である場合のみ

② **月に算定可能な回数**。月が変われば、1か月経過していなくても算定できる（週単位の場合は日曜から土曜を1週間と考える）
③ **初診・退院から1か月以内は算定不可**である項目は、初診日から1か月、勤め先のクリニックの退院日から1か月経過しないと算定できない

 他院からの退院は算定できます

④ 「○○管理料」と「△△管理料」の同月での算定が不可の場合、どちらか一方を算定すること
⑤ 管理料を算定することによって、管理料に包括される診療行為があること

表2-7　医学管理料

B	第1部　医学管理等
B000	特定疾患療養管理料
B001	特定疾患治療管理料
B001・1	ウイルス疾患指導料
B001・2	特定薬剤治療管理料
B001・3	悪性腫瘍特異物質治療管理料
B001・4	小児特定疾患カウンセリング料
B001・5	小児科療養指導料
B001・6	てんかん指導料
B001・7	難病外来指導管理料
B001・8	皮膚科特定疾患指導管理料
B001・9	外来栄養食事指導料
B001・10	入院栄養食事指導料（週1回）
B001・11	集団栄養食事指導料
B001・12	心臓ペースメーカー指導管理料
B001・13	在宅療養指導料
B001・14	高度難聴指導管理料

B	第1部　医学管理等
B001・15	慢性維持透析患者外来医学管理料
B001・16	喘息治療管理料
B001・17	慢性疼痛疾患管理料
B001・18	小児悪性腫瘍患者指導管理料
B001・20	糖尿病合併症管理料
B001・21	耳鼻咽喉科特定疾患指導管理料
B001・22	がん性疼痛緩和指導管理料
B001・23	がん患者指導管理料
B001・24	外来緩和ケア管理料
B001・25	移植後患者指導管理料
B001・26	植込型輸液ポンプ持続注入療法指導管理料
B001・27	糖尿病透析予防指導管理料
B001・28	小児運動器疾患指導管理料
B001・29	乳腺炎重症化予防ケア・指導料
B001・30	婦人科特定疾患治療管理料

B	第1部　医学管理等
B001・31	腎代替療法指導管理料
B001-2	小児科外来診療料（1日につき）
B001-2-2	地域連携小児夜間・休日診療料
B001-2-3	乳幼児育児栄養指導料
B001-2-4	地域連携夜間・休日診療料
B001-2-5	院内トリアージ実施料
B001-2-6	夜間休日救急搬送医学管理料
B001-2-7	外来リハビリテーション診療料
B001-2-8	外来放射線照射診療料
B001-2-9	地域包括診療料（月1回）
B001-2-10	認知症地域包括診療料（月1回）
B001-2-11	小児かかりつけ診療料（1日につき）
B001-3	生活習慣病管理料
B001-3-2	ニコチン依存症管理料
B001-4	手術前医学管理料
B001-5	手術後医学管理料（1日につき）
B001-6	肺血栓塞栓症予防管理料
B001-7	リンパ浮腫指導管理料
B001-8	臍ヘルニア圧迫指導管理料
B001-9	療養・就労両立支援指導料
B002	開放型病院共同指導料（Ⅰ）
B003	開放型病院共同指導料（Ⅱ）
B004	退院時共同指導料1
B005	退院時共同指導料2
B005-1-2	介護支援等連携指導料
B005-1-3	介護保険リハビリテーション移行支援料
B005-4	ハイリスク妊産婦共同管理料（Ⅰ）
B005-5	ハイリスク妊産婦共同管理料（Ⅱ）

B	第1部　医学管理等
B005-6	がん治療連携計画策定料
B005-6-2	がん治療連携指導料
B005-6-3	がん治療連携管理料
B005-6-4	外来がん患者在宅連携指導料
B005-7	認知症専門診断管理料
B005-7-2	認知症療養指導料
B005-7-3	認知症サポート指導料
B005-8	肝炎インターフェロン治療計画料
B005-9	外来排尿自立指導料
B005-10	ハイリスク妊産婦連携指導料1
B005-10-2	ハイリスク妊産婦連携指導料2
B005-11	遠隔連携診療料
B006	救急救命管理料
B006-3	退院時リハビリテーション指導料
B007	退院前訪問指導料
B007-2	退院後訪問指導料
B008	薬剤管理指導料
B008-2	薬剤総合評価調整管理料
B009	診療情報提供料（Ⅰ）
B009-2	電子的診療情報評価料
B010	診療情報提供料（Ⅱ）
B010-2	診療情報連携共有料
B011	診療情報提供料（Ⅲ）
B011-3	薬剤情報提供料
B011-4	医療機器安全管理料
B012	傷病手当金意見書交付料
B013	療養費同意書交付料
B014	退院時薬剤情報管理指導料
B015	精神科退院時共同指導料

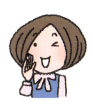

次ページから、診療所でよく扱うものについて詳しく見ていきますよ

2 頻出する医学管理料

内科で頻出する管理料を4つ紹介します。

(1) B000　特定疾患療養管理料　225点（診療所の場合）

内科で一番よく算定する管理料です!!

対象疾患を主病とする患者に対し、治療計画に基づき療養上必要な管理を行った場合に算定します（表2-8）。

表2-8 特定疾患療養管理料の算定のポイント

算定点数	225点（診療所の場合）※月2回まで
対象疾患	厚生労働大臣が定める疾患 例 悪性腫瘍（がん）、糖尿病、高血圧性疾患、甲状腺疾患、虚血性心疾患、不整脈、心不全、脳血管疾患、慢性気管支炎、肺気腫、喘息、胃潰瘍、十二指腸潰瘍、胃炎および十二指腸炎、脂質異常症　など ※対象疾患が「術後」であっても対象となる
算定要件	・初診料（同日複数科初診料を含む）を算定した初診の日または勤め先のクリニックを退院した日から起算して1か月以内に行った管理の費用は算定できない ・看護にあたっている患者さん家族等に、療養上の管理・指導を行った場合も算定可 **算定できない場合** ・検査のみで来院の場合 ・電話再診の場合 ・主病に対する治療が行われていない場合
併せて算定できない管理料	ウイルス疾患指導料、小児特定疾患カウンセリング料、小児科療養指導料、てんかん指導料、難病外来指導管理料、皮膚科特定疾患指導管理料、心臓ペースメーカー指導管理料、慢性疼痛疾患管理料、小児悪性腫瘍患者指導管理料、耳鼻咽喉科特定疾患指導管理料、移植後患者指導管理料、糖尿病透析予防指導管理料、認知症専門診断管理料1・2、認知症療養指導料1・2・3、在宅時医学総合管理料、施設入居時等医学総合管理料、在宅患者連携指導料、すべての在宅療養指導管理料、心身医学療法、通院・在宅精神療法、精神科在宅患者支援管理料
ビデオ通話など情報通信機器を用いた場合	100点　※月1回まで 特定疾患療養管理料や難病外来指導管理料など、オンライン診療料に係る届出を行っている医療機関がオンライン診療を行った際に算定できる

1回目の特定疾患療養管理料は、**初診料の算定日**、または**勤め先のクリニックの退院日から起算して1か月を経過した日以降**に算定します。たとえば、9月3日が初診の場合、1か月を経過した日とは10月3日以降になります。また、もし10月3日が日曜日で休診だった場合、前日の10月2日に受診し、要件を満たせば算定できます。

＜9月3日が初診の場合＞

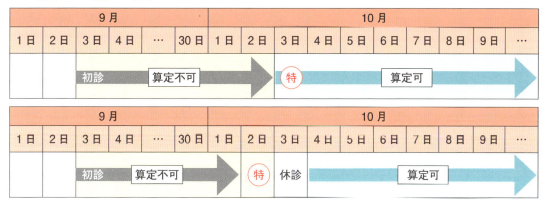

頻出トラブル対処法❺

特定疾患療養管理料は「初診から1か月」と記されているにもかかわらず「特定疾患病名確定から1か月」と間違えて覚えている医療事務員が非常に多いです。迷ったら「初診から1か月！」を思い出しましょう。

【例1】　11月12日（初診）急性上気道炎
　　　　11月17日（再診）気管支喘息（特）
　　　　　　　　12/12より算定可能

【例2】　12月10日（初診）咽頭炎
　　　　1月12日（再診）胃潰瘍（特）
　　　　　　　　1/12より算定可能

(2) B001・7　難病外来指導管理料　270点

難病外来指導管理料は、**厚生労働大臣が定める疾患（指定難病）を主病**とするものに対して、計画的な医学管理と治療計画に基づいた指導を行った場合に**月1回に限り**算定できます（表 2-9）。

表 2-9　難病外来指導管理料の算定のポイント

算定回数	月1回
対象者	厚生労働大臣が定める疾患（難病法に規定する指定難病の患者）を主病とし、受給者証を交付されているものまたは、これに準じる疾患の患者[*1] 例 潰瘍性大腸炎・パーキンソン病[*2] など
算定要件	初診または勤め先のクリニックからの退院1か月以内は算定不可（同一日複数診療科初診も該当） **算定できない場合** ・検査のみで来院の場合 ・電話再診の場合 ・主病に対する治療が行われていない場合 （特定疾患療養管理料の算定要件と同じ考え方です）
併せて算定できない管理料	特定疾患療養管理料、ウイルス疾患指導料、小児特定疾患カウンセリング料、小児科療養指導料、てんかん指導料、皮膚科特定疾患指導管理料、慢性疼痛疾患管理料、小児悪性腫瘍患者指導管理料、耳鼻咽喉科特定疾患指導管理料、在宅時医学総合管理料、施設入居時等医学総合管理料、すべての在宅療養指導管理料、心身医学療法、通院・在宅精神療法、在宅患者連携指導料
ビデオ通話など情報通信機器を用いた場合	100点　※月1回まで

＊1、＊2：次ページ「これだけ！アドバイス」で解説

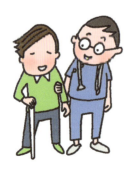

これだけ！アドバイス

● 表2-9の＊1について

公費の法別54（特定医療）に深く関連します。特定医療の受給者証（➡ p.36）に記載されている病名を診療する場合に算定します。また、受給者証がなくても対象疾患に対する治療を行っている場合（これに準じる疾患の患者）でも算定できます。

● 表2-9の＊2について

難病の患者さんで、難病のほかに特定疾患等の疾患も同時に治療する人は少なくありません。その場合、難病外来指導管理料と特定疾患療養管理料の併用算定はできないので、どちらかを主病として算定しなければなりません。

月単位で、都合のよいほうを算定したり、その日の会計担当者によって毎月算定する管理料がバラバラにならないよう、医師に必ず確認（どちらが主病になるのか）を取って主病を確定し、どちらかで毎月算定するようにしましょう。

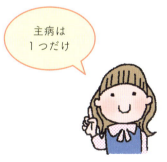

(3) B001・3　悪性腫瘍特異物質治療管理料

悪性腫瘍特異物質治療管理料（表2-10）は、悪性腫瘍（がん）と確定診断された患者さんへの計画的な管理として、**検査を行った月に算定**します。

表2-10　悪性腫瘍特異物質治療管理料の算定のポイント

算定回数	月1回
対象者	悪性腫瘍と確定診断された患者（術後の病名も該当する）
算定点数	＜検査の項　D009 腫瘍マーカー　1～29＞ 　イ．尿中BTAに係るもの　　220点 　ロ．その他のもの　　（1）1項目　　360点 　　　　　　　　　　（2）2項目以上　400点 　（1）または（2）を算定する場合 　　初回加算（1回目の算定）　150点
その他の要件	・他の医学管理料との併用算定可 ・管理料を算定した日のB－V（血液採取料）は算定できない（管理料に含まれる） ・レセプトの摘要欄に、行った腫瘍マーカー名（表2-11）を明記

（吹き出し）2項目以上は何項目になっても400点です

（吹き出し）ただし、確定月の前月に腫瘍マーカー検査を算定している場合、初回加算は算定できません

悪性腫瘍特異物質治療管理料とは、名称の通り、**悪性腫瘍が確定した患者さん**に行う管理をいい、**腫瘍マーカーを行った月のみの算定**になります。

なお、「がんの疑い」で行った腫瘍マーカー検査は、⑬医学管理等の項ではなく㊿検査の項で算定します。

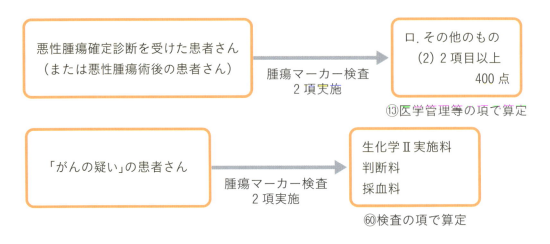

【例】胃がん術後の患者にCEA、CA19－9検査を行った場合

⑬医学管理	400	⑬	悪性腫瘍特異物質治療管理料 （その他、2項目以上）　　　　　　400 × 1 検査名（<u>CEA、CA19－9</u>）

実施した腫瘍マーカー名を明記

腫瘍マーカー検査を行った患者さんは、最初に患者さんの病名を確認し、がん確定病名なら⑬医学管理等の項、「疑い」病名なら㊿検査の項になりますので、どちらに該当するか確認してから、それぞれの項の点数を算定してください

表2-11　腫瘍マーカー一覧

腫瘍	腫瘍マーカー
食道がん	SCC
肺がん	CA-125、CEA、SLX
扁平上皮がん	CYFRA、SCC
小細胞がん	NSE、ProGRP
肝細胞がん	AFP、PIVKA-Ⅱ
胆道がん	CA19-9、CEA
前立腺がん	PSA
神経芽細胞腫	NSE

腫瘍	腫瘍マーカー
甲状腺髄様がん	NSE
乳がん	CA-125、CA15-3、CEA、NCC-ST-439
胃がん	CEA、STN
膵がん	CA-125、CA19-9、CEA、エラスターゼⅠ、NCC-ST-439、SLX、STN
大腸がん	CEA、NCC-ST-439、STN
子宮頸部がん	βHCG、SCC
卵巣がん	βHCG、CA-125、STN、SLX

これだけ！アドバイス

● **腫瘍マーカー検査は、項目によって適応病名が異なります**

患者さんの現状の確定病名に対して行うマーカー検査であれば、管理料の算定要件のみ注意すればよいのですが、新たな転移の可能性を確認するためのマーカー検査を行った場合の算定は病名に注意が必要です。

転移を疑ってマーカー検査を行った場合は、そのマーカー検査に対しての「○○がんの疑い」等の病名が必要です。

悪性腫瘍特異物質治療管理料の別の算定

悪性腫瘍の患者さんに対して腫瘍マーカー検査を実施した場合は、基本的には管理料で算定しますが、以下の条件にあてはまる場合は、悪性腫瘍確定の患者さんであっても管理料とは別に腫瘍マーカー検査の項で算定できます。

① 急性および慢性膵炎の診断および経過観察のために「エラスターゼⅠ」を実施した場合
② 肝硬変・HBs抗原陽性の慢性肝炎またはHCV抗体陽性の慢性肝炎について「AFP」「PIVKA-Ⅱ」を実施した場合
③ 子宮内膜症の診断または治療前後の「CA-125」「CA-602」を実施した場合
④ 家族性大腸腺腫症の患者さんに対して「CEA」を実施した場合

条件を満たした場合、悪性腫瘍特異物質治療管理料と、腫瘍マーカー検査の両方を同時に算定することも可能です。
診療科によっては、あてはまる項目があると思いますので、勤め先のクリニックでよく行う検査がある場合は覚えておきましょう。

(4) B001・2　特定薬剤治療管理料1　470点

※1と2がありますが、ここでは1の説明を行います

特定薬剤治療管理料Ⅰは、対象疾患に対しての治療を行う患者さんの**投薬に対する血中濃度を測定**し、その結果に基づいた当該薬剤の投与量などを精密に管理した場合に、**月1回に限り**算定できます。

● 特定薬剤治療管理料1の算定のポイント

- 算定4か月目以降で算定点数が50/100になる薬剤と、ならない薬剤があります。
- 血中濃度測定を月2回以上行っても月1回の算定となります。ただし、下記①または②の条件を満たす場合はそれぞれ算定することが可能です。

① 「別の疾患に対して別の薬剤を投与」した場合
＜①の算定例（2〜3か月目）＞
・心疾患（ジギタリス製剤）　　　　470点
・喘息（テオフィリン製剤）　　　　470点　　470点×2＝940点

② 2種類以上の抗てんかん剤を投与している患者について、それぞれの薬剤について血中濃度を測定した場合
＜②の算定例（2〜3か月目）＞
てんかん（ジアゼパム製剤）　　　　470点
てんかん（カルバマゼピン製剤）　　470点　　470点×2＝940点

- 血中濃度測定にかかる血液採取料は算定不可（管理料に含まれる）です。
- 初回の算定月に初回加算280点を併せて算定できます。
- レセプトの摘要欄に血中濃度対象の薬剤名に該当するコードと初回の算定年月日を記載します。

【例】ジギタリス製剤　令和2年2月　初回　750点（470点＋280点）の記載例

| ⑬医学管理 | 750 | ⑬ 特定薬剤治療管理料
初回算定日令和2年2月25日
初回加算
（イ）心疾患患者でジギタリス製剤を投与　　　　　　　　　　　　　　750×1 |

紙カルテ等には「血中濃度」と書かれます

　便利な点数早見表を次のページの表2-12に示しました。適応病名と薬剤によって点数が異なる点に注目してください。

表2-12　点数早見表（抜粋）

対象薬剤	一般名	
ジギタリス製剤	ジゴキシン	
テオフィリン製剤	テオフィリン	
不整脈用剤	プロカインアミド、アプリンジン、ジソピラミド、リドカイン、ピルジカイニド塩酸塩、プロパフェノン、メキシレチン、フレカイニド、キニジン、シベンゾリンコハク酸塩、アミオダロン、ピルメノール、ベプリジル塩酸塩、ソタロール塩酸塩	
抗てんかん剤	フェノバルビタール、ニトラゼパム、プリミドン、ジアゼパム、フェニトイン、カルバマゼピン、ゾニサミド、エトスクシミド、アセタゾラミド、クロバザム、バルプロ酸ナトリウム、トリメタジオン、クロナゼパム、スルチアム、ガバペンチン、レベチラセタム、トピラマート、ラモトリギン、ペランパネル、ルフィナミド	
カルバマゼピン、バルプロ酸ナトリウム	カルバマゼピン、バルプロ酸ナトリウム	
バルプロ酸ナトリウム	バルプロ酸ナトリウム	
サリチル酸系製剤	サリチル酸ナトリウム、アスピリン、エテンサミド	
メトトレキサート	メトトレキサート	
ハロペリドール製剤、ブロムペリドール製剤	ハロペリドール、ブロムペリドール	
リチウム製剤	炭酸リチウム	
イマチニブ	イマチニブメシル酸塩	

対象疾患	初回月	2～3か月	4か月以降
心疾患	470点+280点	470点	235点
重症うっ血性心不全（急速飽和を行った場合）	740点（急速飽和完了日、1回に限る）		
気管支喘息、喘息性（様）気管支炎、慢性気管支炎、肺気腫、未熟児無呼吸発作	470点+280点	470点	235点
不整脈（継続的に投与）	470点+280点	470点	235点
てんかん	470点+280点	470点	
てんかん重積状態（全身性けいれん発作重積状態）	740点（重積状態の消失日、1回に限る）		
躁うつ病または躁病	470点+280点	470点	
片頭痛		470点	235点
若年性関節リウマチ、リウマチ熱、慢性関節リウマチ（継続的に投与）	470点+280点	470点	235点
悪性腫瘍	470点+280点	470点	235点
統合失調症	470点+280点	470点	235点
躁うつ病	470点+280点	470点	235点
当該薬剤の適応疾患（慢性骨髄性白血病など）	470点+280点	470点	235点

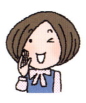

4か月目＝4回目ではないので気をつけて！初回月から検査していなくても2か月目、3か月目と数えるから2月が初回だと4か月目は5月になります

3 医学管理料に属するが、文書料として保険請求できるもの

医学管理料に属する科目ですが、文書料（p.58）として保険請求できるもの3つを紹介します。

（1）診療情報提供料 〔B009（Ⅰ）250点 B010（Ⅱ）500点 B011（Ⅲ）150点〕

診療の情報を文書にし、**他医療機関へ紹介するために作成した紹介状**をいいます。

診療情報提供料は（Ⅰ）〜（Ⅲ）の3つに分かれ、（Ⅱ）はセカンドオピニオンのために情報提供を行った場合、（Ⅲ）は紹介元の保険医療機関からの求めに応じて情報提供を行った場合にそれぞれ算定しますが、ここでは頻繁に行われる（Ⅰ）を解説します。

● 情報提供先施設

主な提供先は次の通りです。

医療機関ごとに算定します。その他、医療機関でなくても算定できます。

> **＜主な提供先施設＞**
> 市区町村または指定居宅介護支援事業者等、介護老人保健施設、介護医療院、保険薬局、精神障害者施設等、認知症疾患医療センター、認知症専門医療機関、肝疾患専門医療機関、医療的ケア児が通う学校の学校医等　など

● 加算対象になるもの

加算対象になるものは表2-13の通りです。忘れがちなので、勤め先のクリニックでよくある加算は覚えておきましょう。

表2-13　診療情報提供料にかかる加算と点数

退院患者紹介加算	200点	精神科医連携加算		200点
歯科医療機関連携加算（1、2）	100点	肝炎インターフェロン治療連携加算		50点
ハイリスク妊婦紹介加算	200点	療養情報提供加算		50点
地域連携診療計画加算	50点	検査・画像情報提供加算（要届出）		
認知症専門医療機関紹介加算	100点	退院患者（退院月または翌月）		200点
認知症専門医療機関連携加算	50点	入院外の患者		30点

これだけ！アドバイス

● 診療情報提供料（Ⅰ）で注意すべきこと３点

① 紹介先医療機関ごとに原則、月１回に限り算定できる

② 同一医療機関の内科と眼科など同時に別々に診療情報を提供しても併せて１回のみの算定となる

③ 同一医療法人等への診療情報提供料は算定できない

STEP UP

診療情報提供書の封筒の書き方

診療情報提供書の封筒は横書き・縦書きどちらでもよいですが、もともと医療機関名等が印刷されているクリニックは、横書きが多いです。

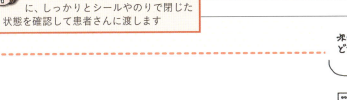

相手側の先生には御侍史または御机下が一般的です

患者さんの名前と診療情報提供書または紹介状在中と書きます

むやみに開けられることがないように、しっかりとシールやのりで閉じた状態を確認して患者さんに渡します

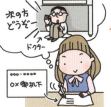

(2) B012　傷病手当金意見書交付料　100点

　傷病手当金意見書交付料は、健康保険法により、患者さんが傷病手当金の交付を受けるために医師が交付した場合に算定します。

　ポイントは、傷病手当金意見書交付料を算定した場合は明細書（レセプト）の摘要欄に交付年月日を記載することです。感染症法第37条の2（結核医療費助成）による医療を受けるべき患者さんに対して、公費負担申請のために必要な診断書の記載を行った場合は、傷病手当金意見書交付料の所定点数の100分の100を、さらに被保険者である患者さんについて、この申請手続に協力して保険医療機関が代行した場合は、同じく傷病手当金意見書交付料の所定点数の100分の100を算定できます。

STEP UP

傷病手当金意見書交付料は、傷病手当金を受給できる被保険者が死亡したあとでも請求できる

　被保険者が死亡したあとでも、その遺族等が当該傷病手当金を受給するために意見書の交付を求め、医師・歯科医師が意見書を交付した場合は、当該遺族等に対する療養の給付として請求できます。なお、この場合において、レセプトの摘要欄に「相続」と表示し、また、傷病名欄には、遺族等がほかに療養の給付を受けていない場合は意見書の対象となった傷病名を、ほかに療養の給付を受けている場合は遺族自身の傷病名と意見書の対象となった傷病名の両方を記載します。知識として覚えておきましょう。

傷病手当金ってなんでしたっけ？

健康保険の被保険者が病気で休業中十分な報酬を受けられない場合に支給されるものよ

(3) B013　療養費同意書交付料　100点

　療養費同意書交付料は、原則として当該疾病に関わる主治医が診察に基づき、療養の給付を行うことが困難であると認めた患者に対し、あん摩・マッサージ・指圧、はり、きゅうの施術に関する同意書または診断書（以下、「同意書等」）を交付した場合に算定します。

　あん摩・マッサージ・指圧の施術に関する療養費の支給対象となる適応症は、診断名によることなく筋麻痺、関節拘縮等であって、医療上マッサージを必要とみなされれば支給対象とされており、同一疾病で医療機関の治療を受けていても併用は認められています。

　はり、きゅうの施術に関する療養費の支給対象となる疾病は、慢性病であって医師による適切な治療手段がない、神経痛・リウマチ・頸腕症候群・五十肩・腰痛症および頸椎捻挫後遺症等の慢性的な疼痛を症状とする疾患に限り支給対象とされています。これらの疾病で主治医より同意書の交付を受けて施術を受けた場合は、保険者は医師による適切な治療手段のないものとして療養費の支給対象として差し支えないものとされています。ただし、同一疾病で医療機関の治療を受けている場合は（診察、検査および療養費同意書交付を除く）認められません。

　同意書交付から6月（変形徒手矯正術に関するものについては1月）を経過してさらに施術を受ける必要がある場合、再度交付でき、保険請求も行えます（ただし、なくした等の再発行は保険請求できません）。

療養費同意書交付料を算定した場合は、レセプトの摘要欄に交付年月日と同意書等の病名欄に記載された病名を記載してください。また、病名はレセプトの病名欄にも同じ病名が記載されていることが必須です

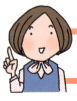

4 | ⑭在宅医療

在宅医療で発生する算定項目は大きく「在宅患者診療・指導料」と「在宅療養指導管理料」の2つに分かれます。算定の対象がまったく異なる点が特徴です。それぞれの傾向に注目するのが、理解への早道です。

在宅患者診療・指導料

在宅にて療養中の患者さんに対して訪問診療を行った場合に算定されるのが、在宅患者診療・指導料です。

医師が行う往診料、在宅患者訪問診療料、救急搬送診療料やコ・メディカル（医師以外の看護師や薬剤師等）が行う在宅患者訪問看護・指導料、在宅患者訪問薬剤管理指導料などがこれに該当します。ここではよく算定する往診料と、在宅患者訪問診療料について説明します。

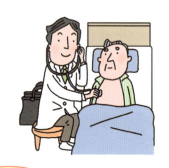

2つはよく似ていますね。

往診料と在宅患者訪問診療料のどちらで算定すればよいかそれぞれの性質を知っておきましょう

1 C000　往診料

患者さんまたは看護等にあたる者が医療機関に直接または電話等で往診を求め、医師が必要である状態と認めた場合に患家に赴いた場合は往診料を算定します。基本的には非定期的な訪問となります。

表2-14 往診料の所定点数と時間にかかる加算後の点数

		所定点数	時間にかかる加算後の点数		
		昼間	緊急	夜間・休日	深夜
①強化型支援診*1・支援病*2	有床	720点	1,570点	2,420点	3,420点
	無床		1,470点	2,220点	3,220点
②強化型以外の支援診・支援病			1,370点	2,020点	3,020点
③上記①、②以外			1,045点	1,370点	2,020点
加算	患家診療時間加算	100点	1時間を超える場合に30分ごと		
	死亡診断加算	200点	死亡日に往診を行い、死亡診断を行った場合		
	在宅療養実績加算1（要届出）	75点	・上記②の医療機関のみ算定できる ・緊急、夜間・休日、深夜のみに加算		
	在宅療養実績加算2（要届出）	50点			
	在宅緩和ケア充実診療所・病院加算（要届出）	100点	・上記①の医療機関のみ算定できる ・緊急、夜間・休日、深夜のみに加算		
同一日併算定不可	在宅患者訪問診療料（Ⅰ）、在宅患者訪問診療料（Ⅱ）、在宅患者訪問看護・指導料、同一建物居住者訪問看護・指導料、在宅患者訪問リハビリテーション指導管理料、在宅患者訪問薬剤管理指導料、在宅患者訪問栄養食事指導料、精神科訪問看護・指導料、地域包括診療料、認知症地域包括診療料、開放型病院共同指導料（Ⅰ）、退院時共同指導料1				

＊1：在宅療養支援診療所　＊2：在宅療養支援病院

在宅は幅広くて本当に苦手

医師が往診や訪問診療を行う「在宅患者診療・指導料」と在宅で使っている材料や薬剤に対して指導する「在宅療養指導料」の違いも理解しておきましょう

C001 在宅患者訪問診療料（Ⅰ）

　在宅患者訪問診療料（Ⅰ）は、在宅で療養中の通院が困難な患者さんに対して、定期的に患家へ訪問して診療を行った際に算定します。

　訪問は患家だけでなく、有料老人ホーム等の入所者（同一建物居住者）も同じく算定が可能ですが、要件によって、算定する点数が異なります。

　在宅患者訪問診療料には（Ⅰ）（Ⅱ）があります。ここでは（Ⅰ）について（併設でない医療機関の場合について）のみ見ていきましょう（在宅患者訪問診療料（Ⅱ）は、有料老人ホーム等に併設されている医療機関が施設に入居している患者さんに対しての算定になります）。

　在宅患者訪問診療料（Ⅰ）は、さらに在宅患者訪問診療料1と2に分かれます（表2-15）。1と2のそれぞれでのみ加算される項目があるので注意が必要です（表2-16）。それぞれの違いを押さえるには、往診と訪問診療の違いと主な性質を押さえることが重要です（表2-17）。

表2-15　在宅患者訪問診療料（Ⅰ）の1と2の違い

	在宅患者訪問診療料1（1日につき）在宅で療養を行っている患者であって通院が困難なものに対し、患者の同意を得て、計画的な医学管理の下に定期的に訪問して診療を行った場合（併設される医療機関が、有料老人ホーム等に入居している患者に対して行った場合を除く）	在宅患者訪問診療料2（月1回、6月を限度）在宅時医学総合管理料、施設入居時等医学総合管理料、在宅がん医療総合診療料の算定要件を満たす他院から紹介された患者に対し、患者の同意を得て、計画的な医学管理の下に訪問診療を行った場合（文書以外に電話も含む）
算定点数	イ　同一建物居住者以外　　888点 ロ　同一建物居住者　　　　213点	イ　同一建物居住者以外　　884点 ロ　同一建物居住者　　　　187点
算定要件	週3回を限度に1日1回算定（ただし、別に厚生労働大臣が定める疾病等の患者は制限なし）（同一の患者について、イおよびロを併せて算定する場合において同じ）	・訪問診療開始月から6月を限度として、月1回（別に厚生労働大臣が定める疾病等の患者に対する場合を除く） ・同一診療科でも算定可能
患家診療時間加算	＋100点（1時間を超える場合に30分ごと）	
乳幼児加算（1Hにつき）	＋400点（6歳未満の患者）	
同一日併算定不可	初診料、再診料、往診料（ただし訪問診療を行ったあと、患者の病状の急変等により往診を行った場合は算定可能）、在宅患者訪問看護・指導料、同一建物居住者訪問看護・指導料、在宅患者訪問リハビリテーション指導管理料、在宅患者訪問薬剤管理指導料、在宅患者訪問栄養食事指導料、在宅患者訪問褥瘡管理指導料、精神科訪問看護・指導料、小児科外来診療料、地域包括診療料、認知症地域包括診療料、小児かかりつけ診療料、開放型病院共同指導料（Ⅰ）、退院時共同指導料1	

表2-16 在宅患者訪問診療料（Ⅰ）のⅠのみにかかる加算

在宅ターミナルケア加算				
イ　有料老人ホーム等に入居する患者以外の患者				
①強化型支援診・支援病	有床	6,500点	在宅で死亡した患者（往診または訪問診療を行ったあと、24時間以内に在宅以外で死亡した場合も含む）に対して、その死亡日および死亡日前14日以内の計15日間に、2回以上の往診または訪問診療を実施した場合	
	無床	5,500点		
②強化型以外の支援診・支援病		4,500点		
③上記①、②以外		3,500点		
ロ　有料老人ホーム等に入居する患者				
①強化型支援診・支援病	有床	6,500点	上記イと同様	
	無床	5,500点		
②強化型以外の支援診・支援病		4,500点		
③上記①、②以外		3,500点		
イ、ロに共通	在宅療養実績加算1（要届出）	750点	上記②の医療機関のみ算定できる	
	在宅療養実績加算2（要届出）	500点		
	在宅緩和ケア充実診療所・病院加算（要届出）	1,000点	上記①の医療機関のみ算定できる	
	酸素療法加算	2,000点	がん患者に対し死亡月に酸素療法を行った場合	
	看取り加算	3,000点	事前に患者またはその家族等に対して、療養上の不安等を解消するために十分な説明と同意を行ったうえで死亡日に往診または訪問診療を行い、在宅で看取った場合	
	死亡診断加算	200点	・死亡日に往診または訪問診療を行い死亡診断を行った場合 ・看取り加算と併算定できない	

4　⑭在宅医療　121

表2-17 往診と訪問診療の違いと主な性質

	往診料	在宅患者訪問診療料（Ⅰ）の1
算定点数	720点	イ　888点（同一建物居住者以外） ロ　213点（同一建物居住者）
算定基準	患者またはその家族等からの求めに応じて出向く場合	計画的な医学管理の下、定期的に患家に出向く場合
訪問時間における加算	緊急・夜間・休日・深夜の加算	加算なし
診療時間の加算	あり	あり
死亡診断加算	あり	あり
在宅ターミナルケア加算	なし	あり
診療の併算定	初診料・再診料は算定可	再診料・往診料は包括されるので算定不可（初診時は往診料を算定）
1週間の訪問回数	制限なし	週3回まで（ただし、急性増悪や末期がん、難病等の患者を除く）
1日の算定回数	1日2回以上算定可	1日に1回のみ算定 ただし、往診料を算定した翌日の訪問診療は算定不可（支援診・支援病は算定可）

これだけ！アドバイス

① 往診料のみ診察料（初診、再診、条件が合えば外来管理加算）と併せて算定ができます。時間外等の場合は、診察料に時間外加算が算定できます。

② 訪問診療等を行ったあとに、急変により往診を行った場合でも算定できます（同日でも）。

③ 医師が行う以外の指導料は（在宅患者訪問看護等）基本的にレセプトの実日数（医師が診察を行った日数）には反映しません。指導料の算定はしますが、実日数は0日になります。

ここまでOK？

 在宅のあるクリニックは初めてなので、ちょっと自信ないです

 この表を見ながらであればなんとかできそうです

 じゃあ、例題をやってみましょうか

例題 自宅へ往診依頼があり、往診を行ったあと定期的な訪問診療を行った場合（実日数2日）の算定はどうなるでしょうか？

ヒント 往診時は往診料＋診察料が算定できます
つまり実日数2日となります

答え

⑪初診	1回		

⑭在宅	往診　　　　　　　　　1回　720 夜間　　　　　　　　　　回 深夜・救急　　　　　　　回 在宅患者訪問診療料　　1回　888 その他 薬剤	⑭	※往診料　　　　　　　　　720 × 1 ※在宅患者訪問診療料（Ⅰ） （同一建物居住者以外） （1日につき）　　　　　　888 × 1

 どうだった？

 なんとかできました。でも表ナシじゃ厳しいです

 ……

 まあ、気にしないで。そんなすぐにできるほうがおかしいから

3 在宅患者訪問診療料（Ⅰ）算定時に算定できる管理料（要届出）

「C002 在宅時医学総合管理料」と「C002-2 施設入居時等医学総合管理料」

　別に厚生労働大臣が定める施設基準に適合し、届け出た医療機関において、通院が困難で在宅で療養を行っている患者さんに対して**患者さんの同意を得て定期的な訪問診療**を行っている場合に算定できます。

　届け出た施設基準や訪問回数、訪問人数によって点数が異なります（表2-18）。

　このほかに介護保険の算定も同時にできますが、ここでは医科のみ説明します。介護保険は、介護保険証での請求となります。

届け出て算定をしている場合、勤め先のクリニックは①、②、③どれを算定しているのか、きちんと把握する必要があります

表2-18 施設基準や訪問回数、訪問人数ごとの算定点数一覧
(A) 在宅時医学総合管理料（月1回）

		訪問診療の回数		単一建物診療患者数		
				1人	2～9人	10人以上
① 強化型支援診・支援病	有床	月2回以上	別に定める状態の患者*	5,400点	4,500点	2,880点
			上記以外	4,500点	2,400点	1,200点
		月1回		2,760点	1,500点	780点
	無床	月2回以上	別に定める状態の患者	5,000点	4,140点	2,640点
			上記以外	4,100点	2,200点	1,100点
		月1回		2,520点	1,380点	720点
② 強化型以外の支援診・支援病		月2回以上	別に定める状態の患者	4,600点	3,780点	2,400点
			上記以外	3,700点	2,000点	1,000点
		月1回		2,300点	1,280点	680点
③ 上記①、②以外		月2回以上	別に定める状態の患者	3,450点	2,835点	1,800点
			上記以外	2,750点	1,475点	750点
		月1回		1,760点	995点	560点

表2-18 施設基準や訪問回数、訪問人数ごとの算定点数一覧
(B) 施設入居時等医学総合管理料（月1回）

			訪問診療の回数		単一建物診療患者数		
					1人	2〜9人	10人以上
① 強化型支援診・支援病	有床	月2回以上		別に定める状態の患者	3,900点	3,240点	2,880点
				上記以外	3,200点	1,700点	1,200点
		月1回			1,980点	1,080点	780点
	無床	月2回以上		別に定める状態の患者	3,600点	2,970点	2,640点
				上記以外	2,900点	1,550点	1,100点
		月1回			1,800点	990点	720点
② 強化型以外の支援診・支援病		月2回以上		別に定める状態の患者	3,300点	2,700点	2,400点
				上記以外	2,600点	1,400点	1,000点
		月1回			1,640点	920点	680点
③ 上記①、②以外		月2回以上		別に定める状態の患者	2,450点	2,025点	1,800点
				上記以外	1,950点	1,025点	750点
		月1回			1,280点	725点	560点

＊：下記の（1）の疾病等に罹患している状態または（2）の処置等を実施している状態をいう
（1）末期の悪性腫瘍、スモン、難病法に規定する指定難病、後天性免疫不全症候群、脊髄損傷、真皮を超える褥瘡
（2）気管切開の管理、気管カニューレの使用、ドレーンチューブまたは留置カテーテルの使用、人工肛門・人口膀胱の管理、在宅自己腹膜灌流の実施、在宅血液透析の実施、在宅酸素療法の実施、在宅中心静脈栄養法の実施、在宅成分栄養経管栄養法の実施、在宅人工呼吸の実施、在宅自己導尿の実施、植込型脳・脊髄刺激装置による疼痛管理、肺高血圧症であって携帯型精密輸液ポンプによるプロスタグランジンI_2製剤の投与

表2-19 （A）在宅時医学総合管理料、（B）施設入居時等医学総合管理科に共通してかかる加算対象と点数

処方箋未交付加算	300点
在宅移行早期加算	100点
頻回訪問加算（該当の患者さんへ月4回以上訪問）	600点
包括的支援加算	150点

（A）は自宅、（B）は入居している施設のイメージで、それによって点数も異なります。どちらの表の点数で算定しなければいけないか注意が必要です

例題 強化型以外の支援診・支援病であって、単一建物患者4名（施設入所者で別に定める状態の患者以外の患者）に下記の訪問診療を行った場合の算定はどうなるでしょうか？
・3日の訪問時、4名に診療を行った
・17日の訪問時、1名に診療を行った

答え

⑭ 在宅		
往診	回	
夜間	回	
深夜・救急	回	
在宅患者訪問診療料	2回	1101
その他		1400
薬剤		

⑭
※在宅患者訪問診療料（Ⅰ）1
（同一建物居住者）（1日につき）
（3日）　　　　　　　　　　　　213 × 1
※在宅患者訪問診療料（Ⅰ）1
（同一建物居住者以外）
（1日につき）（17日）　　　　888 × 1
※施設入居時等医学総合管理料2
（在支診等）（ロ）
（月2回以上・　　　　　　　1400 × 1
単一建物診療患者2〜9人）
単一建物患者数　4人*

* 単一建物診療患者が2人以上の場合は人数をコメントする

在宅療養指導管理料

1 在宅療養指導管理料とは

　在宅療養指導管理料は、来院した患者さんまたは訪問診療の際に**在宅療養についての指導**をした場合に算定します。在宅療養についての指導をした場合に算定し、併せて在宅療養に必要な薬剤や材料を支給（または貸与）した場合は在宅療養指導材料、薬剤料、特定保険医療材料料を加算します。

　⑭在宅療養指導管理料と⑬医学管理等の指導料との区別を苦手とする医療事務員が多いです。

在宅療養 指導料	=	在宅療養 指導管理料	+	各加算	+	薬剤料	+	特定保険 医療材料料

算定のポイント

　算定はどれも**月1回**（月が変わったら算定可）です。同一月に2以上の指導管理を行った場合は、**主たる指導管理の所定点数のみ算定**します（ただし、それぞれの**加算については算定できます**）。

　在宅療養指導管理料と⑬医学管理等の中の**表2-20**の指導料とは同一日に併せて算定できません（基本的には高いほうで算定します）。

　また、在宅療養指導管理料を退院時（入院は退院日のみ算定可）に算定した場合は、退院する日に属する月に行った外来の指導管理の費用は別に算定できないことにも注意が必要です。

表2-20　在宅療養指導管理料と同一日に併せて算定できない医学管理料

B000	特定疾患療養管理料	B001・8	皮膚科特定疾患指導管理料
B001	特定疾患治療管理料	B001・12	心臓ペースメーカー指導管理料
B001・1	ウイルス疾患指導料	B001・17	慢性疼痛疾患管理料
B001・4	小児特定疾患カウンセリング料	B001・18	小児悪性腫瘍患者指導管理料
B001・5	小児科療養指導料	B001・21	耳鼻咽喉科特定疾患指導管理料
B001・6	てんかん指導料	B001・25	移植後患者指導管理料
B001・7	難病外来指導管理料（在宅自己 注射指導管理料との併算定不可）	B001・27	糖尿病透析予防指導管理料

2　C101 在宅自己注射指導管理料

よく算定する在宅療養指導管理料として、在宅で対象の薬の自己注射を行う患者さんに対して、在宅自己注射に関する指導・管理を行った場合に**月に1回算定**する、在宅自己注射指導管理料があります（表2-21）。

表2-21　在宅自己注射指導管理料

算定点数	在宅自己注射指導管理料 1. 複雑な場合　　　　　　　　　1,230点 　※複雑な場合：間歇注入シリンジポンプを用いて自己注射を行っている患者 2.「1」以外の場合 　イ　月27回以下の場合　　　650点 　ロ　月28回以上の場合　　　750点 情報通信機器を用いた場合　　100点
加算	血糖自己測定器加算[*1] 導入初期加算[*2] 注入器加算（院内）[*3] 注入器用注射針加算（院内）[*3] 間歇注入シリンジポンプ加算 バイオ後続品導入初期加算
算定要件等	在宅自己注射指導管理料 ・月に実施する注射の総回数に応じて算定 ・難病外来指導管理料と併算定できる（「1」以外の場合に限る）
別に算定できない項目	・注射の外来化学療法加算（対象薬剤の場合）
	・特定疾患療養管理料、ウイルス疾患指導料、小児特定疾患カウンセリング料、小児科療養指導料、てんかん指導料、難病外来指導管理料（「1」のみ）、皮膚科特定疾患指導管理料、慢性疼痛疾患管理料、小児悪性腫瘍患者指導管理料、耳鼻咽喉科特定疾患指導管理料、心身医学療法、小児科外来診療料、小児かかりつけ診療料、他の在宅療養指導管理料、生活習慣病管理料（糖尿病を主病とする場合）
	・外来受診時：本管理料にかかる皮内、皮下および筋肉内注射、静脈内注射の費用（薬剤、特定保険医療材料を含む）（ただし、緊急時は除く）
	・在宅患者訪問診療料（Ⅰ）または在宅患者訪問診療料（Ⅱ）算定時：本管理料にかかる皮内、皮下および筋肉内注射、静脈内注射、点滴注射の費用（薬剤、特定保険医療材料を含む）
レセプト記載	総支給単位数、薬剤の項に総点数、薬剤名および支給日数等

*1：表2-22参照　　*2：表2-23参照　　*3：表2-24参照

対象の薬剤は、インスリンだけではありません。リウマチに対する自己注射など治療によってさまざまです

よくある加算：C150　血糖自己測定器加算

　在宅で自己注射を行っている患者さんのうち血糖自己測定をして自己管理ができていることに対する加算で、測定回数によって点数が異なります。

表2-22 血糖自己測定器加算（3月に3回に限る）

対象患者	インスリン製剤またはヒトソマトメジンC製剤の自己注射を毎日行っている患者
	1型糖尿病患者および膵全摘後の患者または1型糖尿病以外（主に2型糖尿病）の患者
レセプト記載	摘要欄に血糖自己測定の回数を記載する
算定点数	1．月20回以上測定　　350点 2．月30回以上測定　　465点 3．月40回以上測定　　580点 4．月60回以上測定　　830点 5．月90回以上測定　1,170点 ｝1型糖尿病の患者のみ 6．月120回以上測定　1,490点 7．間歇スキャン式持続血糖測定器によるもの　1,250点

自己測定にかかる血糖試験紙、穿刺器、穿刺針、測定機器など、給付または貸与した場合の費用は所定点数に含まれ、別に算定できない

これだけ！アドバイス

●3月に3回とは

仮に、5月にインスリン製剤を3か月分処方したとしましょう。容態の急変等がなければ、患者さんは3か月後にしか来院しないので、それまでの管理料をまとめて算定することはできません。しかし、血糖自己測定器加算は5月にまとめて3か月分算定できます。これを「3月に3回」といいます。

よくある加算：導入初期加算

最初に在宅自己注射の指導をした月から3か月（つまり、最大3回）算定できるのが、導入初期加算です。

表2-23 導入初期加算（580点）

算定要件等	・初期指導月から起算して3月を限度とし、月1回 ・注射薬の製剤名（インスリン製剤など）に変更があった場合にはあらためて1回に限り算定できる ・過去1年以内に使用した一般的名称に変更した場合は、算定できない ・対面診療を行った場合に限り算定できる

よくある加算：C151 注入器加算、C153 注入器用注射針加算

院内処方の場合、注入器を支給した月に注入器加算を、注射針を処方した場合に、注射針加算を算定できます。

表2-24 注入器加算と注入器用注射針加算の算定可否

	注射器の種別	対象となる薬剤の単位（例）	院内・院外による支給の可否等	医療機関が支給（院内）	
				注入器加算	注射針加算
A	ディスポーザブル注射器	1,000単位10mLバイアル	「ディスポーザブル注射器」として院外・院内いずれも支給可	○	×
B	万年筆型注入器	300単位1筒	・「注入器」は、院内でのみ支給可 ・「注射針」は、院外・院内いずれも支給可	○	○
C	注入器一体型キット製剤	300単位1キット	・「注入器」の費用は薬価に含まれている ・「注射針」は、院外・院内いずれも支給可	×	○

※処方した薬剤の性質によって異なります。院外は支給できても処方箋で出した場合は、加算は算定できません

注入器とは、カードリッジを交換するタイプのもので、ディスポーザブル（使い捨て）注射器も該当します。現在主流の一体型キット製剤は該当しません。

それでは、皆さんお待ちかねの例題やりましょうか

待ってない待ってない

あら、ツッコミ上手ね

心からの叫びです

例題 在宅にて自己注射と血糖自己測定を行う患者に下記の医療を施した場合の算定はどうなるでしょうか？
- ノボラピッド300単位1キット　朝昼夕各3単位を院外処方
- マイクロファインプラス31G　210本を院外処方
- 血糖自己測定　1日2回（月60回）を指示

答え

⑭在宅	往診	回		⑭	※在宅自己注射指導管理料2		
	夜間	回			（1以外の場合）		
	深夜・救急	回			（月28回以上の場合）	750 × 1	
	在宅患者訪問診療科	回			※血糖自己測定器加算		
	その他		1580		（月60回以上）		
	薬剤				（1型糖尿病の患者を除く）60回	830 × 1	
					・ノボラピッド注フレックスペン		
					300単位1キット		
					朝昼夕　各3単位 25日分		
					・マイクロファインプラス31G		
					210本		

＊単一建物診療患者2人以上の場合は人数をコメントする

ノボラピッド注フレックスペン300単位1キットとマイクロファインプラスは処方箋にて処方し、レセプトには在宅薬剤材料として薬剤名や支給日数等を記載します（処方箋料は算定できません）

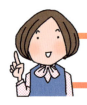

5 ⑳投薬（院内処方）と⑳処方箋（院外処方）

薬の処方は、勤め先のクリニックで調剤して渡す「院内処方」と、処方箋を勤め先のクリニックで発行し、調剤を保険調剤薬局で行ってもらう「院外処方」に分かれます。
それぞれで算定の仕方が異なるため、注意しましょう。

まず確認すること

算定は、まず勤め先のクリニックがどちらのケースにあてはまるのか確認するところから始まります。「勤め先のクリニックは院内処方だから」といって院外処方をまったく受け付けないわけではありません。クリニックに必要とする薬がなかったり、患者さんからの希望であれば、院外処方として処方箋を発行する場合もあります。
算定の仕方を大まかにいうと、下記のようになります。

1. 院内処方の場合……薬剤料＋調剤料＋処方料＋調剤技術基本料

⑳投薬	㉑内服　薬剤　　　単位 　　　　調剤　×　　回 ㉒屯服　薬剤　　　単位 ㉓外用　薬剤　　　単位 　　　　調剤　×　　回 ㉕処方　　　　×　　回 ㉖麻毒　　　　　　回 ㉗調基	㉑

2. 院外処方の場合……医療機関では投薬せず、調剤薬局で調剤してもらうので、⑳の投薬では算定せず、⑳の処方箋で算定する

⑳その他	処方箋　　　回 薬剤	

⑳ 院内処方

院内処方とは

院内処方は、院内で薬を調剤して渡した場合に算定します（表 2-25）。
院内処方の算定項目として、下記を頭に入れておきましょう。

院内処方 ＝ 薬剤料（㉑㉒㉓） ＋ ㉔調剤料 ＋ ㉕処方料 ＋ ㉗調剤技術基本料

薬剤の価格は、「薬価基準」で全国一律で決まっています。薬価は「円」単位で決められているため、レセプトに記載する際は「点数」単位に換算する必要があります。

これだけ！アドバイス

● 薬剤の価格を点数に直すときは、薬剤計算後に五捨五超入！

薬剤の価格を点数に換算するときは、薬剤価格を 10 で割って小数点以下が 0.5 以下は切り捨て、0.5 を超えていたら切り上げます。よって、1 単位の薬剤価格が 15 円以下（15 円を含む）は 1 点になります。

15 円以下	1 点
15 円を超える場合（15.01 円）〜 25 円まで	2 点
25 円を超える場合（25.01 円）〜 35 円まで	3 点
35 円を超える場合（35.01 円）〜 45 円まで	4 点
45 円を超える場合（45.01 円）〜 55 円まで	5 点

例 薬剤価格 55 円 ➡ 55÷10 ＝ 5.5 点 ➡ 5 点
　　薬剤価格 55.1 円 ➡ 55.1÷10 ＝ 5.51 点 ➡ 6 点

表2-25 院内処方の算定項目

<table>
<tr>
<td rowspan="3">薬剤料</td>
<td>㉑内服薬
定期的に飲む薬</td>
<td>1剤1日分が1単位（1日に飲む量が1単位）
1日の量〇点（1単位）×処方日数〇日分</td>
</tr>
<tr>
<td>㉒頓服薬
症状が出たときに臨時で飲む薬</td>
<td>1回分が1単位（1回に飲む量が1単位）
1回の量〇点（1単位）×処方回数〇回分</td>
</tr>
<tr>
<td>㉓外用薬
主に体の外側から作用する薬</td>
<td>1調剤分が1単位（1つの外用薬に対して1回に出た総量が1単位）
1回に出た総量〇点（1単位）×1</td>
</tr>
<tr>
<td colspan="2">㉔調剤料
薬を調剤した（つくった）
ことに対しての点数</td>
<td>**外来**　内服薬（内服㉑、頓服㉒）1回11点
　　　　　　　　（内服と頓服が同時に処方されていても1回とする）
　　　　外用薬（外用㉓）1回8点</td>
</tr>
<tr>
<td colspan="2">㉕処方料（外来患者のみ算定）
薬を処方したことに対しての点数

※この場合、処方料だけでなく、投与した薬剤料も所定点数の90/100に減算されます</td>
<td>患者に処方する薬剤の名称、使用量、使用法などを医師が決定すること

1回	29点	7種類以上の内服薬を投与した場合（※） （投与日数2週間以内の臨時投薬を除く）
1回	42点	上記以外の場合

・乳幼児加算 ➡ 3歳未満の患者に処方した場合は、1処方につき3点加算
・麻薬・向精神薬・覚せい剤原料・毒薬加算
　➡ どれか1つでも処方した場合、1処方につき1点加算
・特定疾患処方管理加算
　➡ 特定疾患の病名に対して処方された場合に算定する加算
　（200床未満の病院または診療所にて算定）

1：18点、2：66点

・外来後発医薬品使用体制加算（要届出）→後発医薬品の使用割合によって点数が異なる（処方ごとに加算される）

加算1→5点（後発医薬品使用割合85％以上）
加算2→4点（後発医薬品使用割合75％以上）
加算3→2点（後発医薬品使用割合70％以上）

※同じ医療機関の異なる診療科でそれぞれ処方した場合は、診療科ごとに処方料が算定できる</td>
</tr>
<tr>
<td colspan="2">㉖麻薬・向精神薬・覚せい剤
原料・毒薬加算</td>
<td>㉔調剤料に対しての加算</td>
</tr>
<tr>
<td colspan="2">㉗調剤技術基本料（調基）</td>
<td>薬剤師が常時勤務する医療機関で、薬剤師の管理のもとに調剤が行われた場合に、患者1人につき月1回に限り算定する
外来：14点（入院：42点）</td>
</tr>
</table>

院内処方時に算定できる医学管理料：B011-3 薬剤情報提供料（10点）、手帳記載加算（3点）

　院内処方の外来患者さんに対して処方した薬剤の名称・用法・用量・効能・効果・副作用・相互作用に関する情報を文書により提供した場合に月1回に限り算定できます。

※本来は⑬医学管理等の項での説明になりますが、院内処方に深く関係するものであるため、こちらで説明します

　患者さんの「お薬手帳」に薬剤の名称を記載した場合は手帳記載加算が算定できます。

　ただし‼　薬の変更がない場合は月1回に限りますが、下記に該当する変更があった場合はその都度算定することができます（内服・外用どちらでも）。この管理料の算定は、⑬医学管理等の項になります。

<月1回に限らず、その都度算定できるもの>
①錠剤をカプセルにするなど剤形を変更した場合
②1回の投与量を変更した場合
③薬の追加をした場合
④処方の種類が減った場合
⑤効能が同じでも商品名の異なる薬を処方した場合
※単に投与日数が変更されただけでは算定できない（前回28日処方だったが、今回は14日処方だったなど）

さて、説明もひと通り終わったし、例のやつやりましょうか

例題ですね。がんばります

例題 下記の処方を行った場合の算定はどうなるでしょうか？
（院内例）急性咽頭扁桃炎で院内処方した場合（薬剤情報を文書にて提供、薬剤師の常勤なし）

Rp.　トランサミン錠 250mg　　3錠
　　　ブルフェン錠 200　200mg　3錠
　　　セルベックス 50mg　　　 3錠
　　　【用法】1日3回　毎食後　7日分

　　　ジェニナック錠 200mg　　2錠
　　　【用法】1日1回　夕食後　7日分

答え

⑬医学管理	1回　　10	⑬	薬剤情報提供料　　　　　　10×1
	薬剤		

| ⑳投薬 | ㉑内服　薬剤　14単位　　357
　　　　調剤 11×1回　　　11
㉒屯服　薬剤　　単位
㉓外用　薬剤　　単位
　　　　調剤　×　回
㉕処方料　42×1回　　　42
㉖麻毒　　　　　回
㉗調基 | ㉑ | トランサミン錠 250mg　　3錠
ブルフェン錠 200　200mg　3錠
セルベックス 50mg　　　3錠　8×7

ジェニナック錠 200mg　　2錠　43×7 |

院内処方の場合、
用法の記載がカルテに記載されていれば、
レセプトに特に記載がなくても
OKです

(80) 院外処方

院外処方とは

院外処方は、処方箋を交付した場合に算定します。
計算式と具体的な点数は下記および表 2-26 の通りです。

院外処方料 ＝ 処方箋料 ＋ 各加算

＜院外処方の算定点数＞

・7 種類以上の内服薬の投薬を行った場合……40 点
・上記以外の場合……68 点
※同じ医療機関内の異なる診療科で、それぞれに処方箋料を算定することができる

表 2-26 院外処方の加算条件と点数

科目名	加算条件と点数
乳幼児加算	3 歳未満の患者に処方した場合は、1 処方につき 3 点加算
特定疾患処方管理加算	・特定疾患の病名に対して処方した場合につく加算（1：18 点、2：66 点） ・200 床未満の病院または診療所にて算定
一般名処方加算	医師が、先発医薬品か後発医薬品の個別の銘柄にこだわらずに一般名称で処方を行った場合に加算。院外処方のみの加算 ・一般名処方加算２：5 点 ➡ 処方箋に 1 品目でも一般名称で処方されている ・一般名処方加算 1 ：7 点 ➡ 処方箋交付 1 回につき、後発医薬品（ジェネリック）のあるすべての医薬品（2 品目以上に限る）が一般名処方されている場合

例題の時間がきたわよ～

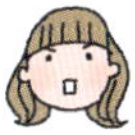
待ってました～♪

例題 院外にて下記の処方をした場合の算定はどうなるでしょうか？

（院外例）急性咽頭喉頭炎で院外処方した場合
Rp. トランサミン錠　250mg　3錠
ブルフェン錠200　200mg　3錠　→【一般名】イブプロフェン
セルベックス　50mg　　3錠　→【一般名】テプレノンカプセル
【用法】1日3回　毎食後　　7日分

ジェニナック錠　200mg　2錠
【用法】1日1回　夕食後　　7日分

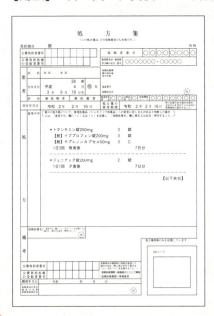

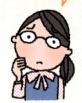

院内は
レセプト⑳投薬の項
だったけど、
院外は…

答え

⑳	処方箋	1回	73		⑳	※処方箋（その他）	68 × 1
その他	薬剤					一般名処方加算2	5 × 1

> **これだけ！アドバイス**
>
> ● 処方箋の記載事項
>
> 処方内容だけでなく、事務全般をこなすにあたって、処方箋の記載項目の意味がわからなくては話になりません。図2-3 でおさらいしておきましょう。

図2-3　処方箋の各項目の意味

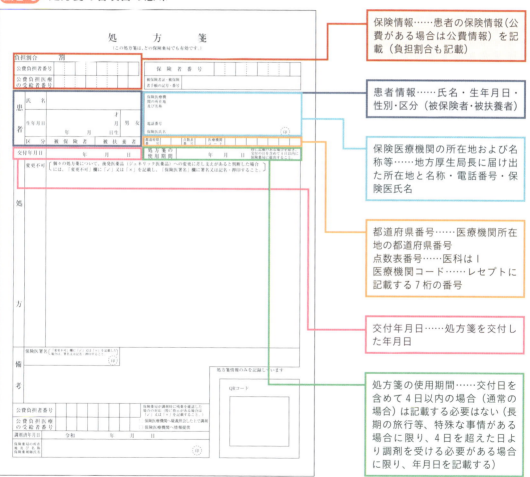

処方箋の記載の違い

処方箋の記載内容によって、調剤薬局の取り扱いも変わります。普段、何気なく患者さんに渡していますが、患者さんから「自分の処方してもらった薬ではない」などの質問をされる場合もあります。ある程度、患者さんが納得できる回答ができるよう、下図①～③の違いをしっかり頭に入れておきましょう。

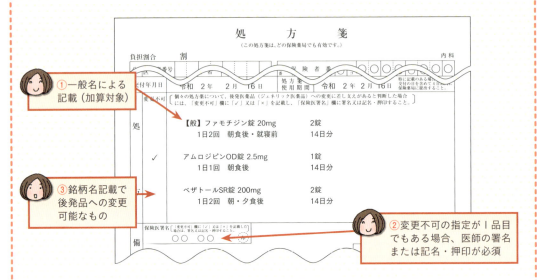

① 【般】が前についている場合は、銘柄でなく、一般名で記載されている。一般名による処方の場合、調剤薬局は、後発医薬品を調剤することができるが、患者さんの求めにより、先発品を調剤することも可能（基本的に、求めがなければ後発品となる）。また、一般名で記載すると、医療機関も処方箋料に一般名処方加算算定の対象となる。

② 変更不可の欄に「✓」または「×」の記載がある場合、後発品への変更は不可。調剤薬局は後発品に変更して調剤することはできない。この場合、必ず保険医署名欄に署名または記名、押印をしなければならない。

③ 銘柄名のまま記載されていても、変更不可欄に「✓」または「×」の記載がない場合は、調剤薬局において後発品への変更が可能となる。

院内処方と院外処方の共通事項

1 特定疾患処方管理加算

算定時に間違いの多い「特定疾患処方管理加算」について説明します。

特定疾患の病名（別に厚生労働大臣が定める疾患）がある患者さんに対して、**薬を処方**した場合、条件に応じて特定疾患処方管理加算1または2のどちらかを算定できます（表2-27）。

表2-27 特定疾患処方管理加算1または2の算定要件

	点数・回数	算定要件
特定疾患処方管理加算1	1回18点 月2回まで	・特定疾患の病名があれば、特定疾患以外に対する投薬でも算定できる ・同一月に処方料と処方箋料を算定する場合でも合わせて月2回に限り算定できる
特定疾患処方管理加算2	66点 月1回のみ	・特定疾患を主病名とし、それに対する薬剤（外用を含む）の処方期間が処方1回で28日以上の場合に算定できる ・隔日投与（1日おき、2日おきに服用等）の場合でも算定できる（レセプトへのコメントが必要） ・同一月に処方料または処方箋料のいずれか一方で月に1回限り算定できる

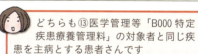

どちらも⑬医学管理等「B000 特定疾患療養管理料」の対象者と同じ疾患を主病とする患者さんです

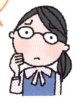

1のほうが月2回までで…

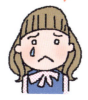

2のほうは1回のみ… 逆なら覚えやすいのに

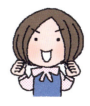

内科は特定疾患の病名で受診する人が多いので、毎日確実にこなしていけばすぐにできるようになるわよ

これだけ！アドバイス

● **特定疾患処方管理加算の算定における4つの注意ポイント**

① ⑬特定疾患療養管理料は、初診から1か月の間は算定できないが、この加算は、初診日からでも条件を満たせば算定できる

② やむを得ない事情により、患者さんの家族等に処方した場合でも算定できる

③ 複数科において受診している場合は、主病と認められる特定疾患の治療にあたっている診療科で算定する

④ 同一月に特定疾患処方管理加算1と特定疾患処方管理加算2を併せて算定することはできない

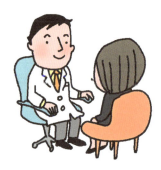

例題 下記の処方をした場合の院内、院外それぞれの算定はどうなるでしょうか？

糖尿病の患者さんに糖尿病治療薬 28 日分を処方した場合（薬剤師の常勤なし、薬剤変更不可）
シュアポスト錠 0.25mg　3 錠
【用法】１日 3 回　毎食直前　　　　　28 日

メトグルコ錠 250mg　　6 錠
【用法】１日 3 回　毎食後　　　　　　28 日

答え

＜院内の場合＞

⑳投薬	㉑内服	薬剤	56 単位	448		㉑	※シュアポスト錠 0.25mg　　3 錠　10 × 28
		調剤 11 × 1	回	11			※メトグルコ錠 250mg　　6 錠　6 × 28
	㉒屯服	薬剤	単位				※特定疾患処方管理加算 2
	㉓外用	薬剤	単位				（処方料）　　　　　　　66 ×　1
		調剤 ×	回				
	㉕処方料 108 × 1	回		108			
	㉖麻毒		回				
	㉗調基						

＜院外の場合＞

⑳その他	1 回	134		⑳	※処方箋料　　　　　　　68 × 1
					※特定疾患処方管理加算 2
薬剤					（処方箋料）　　　　　　66 × 1

特定疾患処方管理加算１・2 どちらも
㉕特定疾患処方管理加算１
　（処方料）　　　　18 × 1
⑳特定疾患処方管理加算１
　（処方箋料）　　　18 × 1
㉕特定疾患処方管理加算 2
　（処方料）　　　　66 × 1
⑳特定疾患処方管理加算 2
　（処方箋料）　　　66 × 1
のそれぞれがあります
選び間違いの査定が多いため、算定時に間違えないようにしましょう

2 保険（レセプト）請求（理論編）

5 ⑳投薬（院内処方）と⑳処方箋（院外処方）　143

頻出トラブル対処法❻

● ⑬特定疾患療養管理料と㉕・㊵特定疾患処方管理加算はワンセット？

「特定疾患療養管理料を算定したら、特定疾患処方管理加算も算定する」と、ワンセットで考えることが多いと思います。その考えは決して間違いではなく、点検する際にきちんと正しく算定できているか、同じタイミングで確認することは算定ミスをなくすうえで非常によい習慣です。

ただ、その習慣からどちらも⑬の医学管理等のなかに存在するものだと思い込んでしまうことが危険です。どちらも特定疾患に関するものですが、⑬医学管理等の項と㉕・㊵の投薬の項、それぞれ別の項に存在するのですから、性質が違う部分があるのを忘れないことが大事です。慣れてくると、ついすべてイコールであると思い込むケースを多く見ます。

＜よくあるミス＞

1. ⑬特定疾患療養管理料は、初診から1か月後の算定なので、㉕・㊵特定疾患処方管理加算も同じであると勘違いしてしまう（条件を満たしていれば初診日から算定可能です）。
2. 特定疾患療養管理料を算定していないから特定疾患処方管理加算も算定できないと思っている（糖尿病で、特定疾患療養管理料ではなく、在宅自己注射指導管理料を算定しているので、特定疾患処方管理加算も同じく算定できないと思う、など）。

また、特定疾患処方管理加算は㉕院内と㊵院外ではレセプト番号も異なります。「算定しそびれた」または「1と2の算定を間違えて入力した」などということが起きたとき、修正時に㉕と㊵のコードを間違えて入力してしまうケースが多く見られます。入力したからと安心せず、単純ミスにも気をつけましょう。

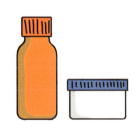

向精神薬の逓減と届出

処方料・処方箋料を算定する際、「7種類以上の内服薬の投薬を行った場合」と「6種類以下の場合」で算定点数が分かれますが、さらに2つ、処方内容によって減算される項目（下記①と②）があります。

向精神薬の投与に対する減算であるため、内科ではあまり遭遇しないかもしれません。ただ、稀にこの条件にあてはまる場合があり、気づかずにそのままになっているケースが多いので注意してください。

① **向精神薬多剤投与の場合：院内処方料18点、院外処方箋料28点**
1回の処方において、抗不安薬を3種類以上・睡眠薬を3種類以上・抗うつ薬を3種類以上・抗精神薬を3種類以上・または抗不安薬と睡眠薬を併せて4種類以上投与した場合は、処方箋料が28点に減算されます（ただし、精神科の診療に関する経験を十分に有する医師の届け出等をされている場合はこの限りではありません）。

② **ベンゾジアゼピン系薬剤を1年以上継続処方する場合：院内処方料29点、院外処方箋料40点**
不安や不眠の症状に対し、12か月以上長期処方（同一用法・用量）している場合、減算されます（ただし、十分な経験を有する医師が行う場合や精神科医の助言を得ている場合は除く）。

また、①の減算があった場合、向精神薬多剤投与の状況報告を毎年度4月・7月・10月・1月に前月から起算した3か月間の向精神薬多剤投与の状況を報告しなければなりません（「向精神薬多剤投与に係る報告書」別紙様式40を用いる。書式は各地方厚生局のHPからダウンロードできます）。

例 1、2、3月に減算の処方があった場合 ➡ 4月に報告書を提出

3、4月にあった場合、3月分は4月に報告書を提出
4月分は7月に報告します

※クリニックによって異なるため、確認しましょう

2 同日・同月の院外処方、院内処方の混在について

　同日・同月の院外処方、院内処方の混在が生じた場合の注意点を説明します。主な注意点は下記の3点です。

---

① 同一日に院内処方と院外処方が混在してはならない

同一日に院内と院外が混在してはいけません。ただし、やむを得ない場合に限り、その理由をコメントとしてレセプトに記載すれば認められます。緊急性のある明確な理由でないと査定されるため、コメントの内容に注意が必要です

※ この場合、「処方箋料」＋「院内投与の薬剤料」を算定し、㉔調剤、㉕処方、㉗調基は算定できません

② 同一日でなく、同一月中の院内処方と院外処方は認められる

③ 同一月中に院内・院外処方が発生した場合、㉗調基の算定は認められない

---

3 薬剤投与についてのルール

　薬剤投与に関するルールは下記の2点です。

---

① 新薬

薬価基準収載後の翌月初日から1年間は、**原則1回の処方は14日分を限度**としての投与となります。長期の旅行等、特殊の事情がある場合において必要があると認められるときは、1回の処方で30日分を限度として投与できます（コメントが必要）

② その他、麻薬・向精神薬等

1回30日分を限度とするものと、90日分を限度とするものがあるので注意してください（この場合は、コメントしても超過投与は不可です）

4　薬剤に関する略語

薬剤の処方ではしばしば略語が用いられます（表 2-28・2-29）。

表 2-28　薬剤の処方に使われる略語

用語・略語	意味
Rp（レシピ）	処方のこと（ラテン語）。Rx…処方（英・米語）
T（タブレット）	錠剤（Tab とも書く。3T は 3 錠）。Tablet の略
C（カプセル）	Cap、K、Kap とも書く。Capsule の略
分 3、分 4、3×、4×,	いずれも 1 日 3 回または 4 回に分けて服用するという意味
TD（T）	何日分（TD は Tagedosen の略）
P（パック）	何回分、何包。屯服薬を処方する際に用いられる
do	この「do」はカルテの中にしばしば出てくる（ラテン語の ditto の略で「同上」という意味）。投薬以外でも使われる。「前回と同じ」の意

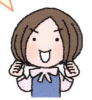
すべて覚える必要はありませんが、すぐ意味が取れるぐらいにはなっておきましょう

だいたいわかるかも

「do」は、よく現場の言葉で使います。「前回 do」は「前回とまったく同じ」の意味です

表 2-29 薬物の剤形に関する用語

用語・略語	意味	単位
散剤	粉末状の粒子、細粒ともいう。Bulb、Powd	グラム（g）
顆粒剤	顆粒状（粒子がそろっている）。Gr（Granule の略）	グラム（g）
錠剤	タブレット剤（一定の形に圧縮して製剤したもの）	錠（T）
カプセル錠	ゼラチンでできた筒型の容器の中に詰めたもの	カプセル（C）
チュアブル錠	噛み砕いて飲む薬剤	カプセル（C）
舌下錠	舌の下の粘膜から吸収される錠剤（ニトログリセリンなど）	カプセル（C）
口腔内崩壊錠 （OD 錠）	水なしで唾液のみで溶ける。飲み込むことが難しい人、水分摂取制限のある人でも服用できる	カプセル（C）
徐放錠	徐々に解け、血中濃度を長く持続できるもの	カプセル（C）
腸溶錠	胃で溶けず腸で溶けるようにしたもの	カプセル（C）
液剤 　内用液剤 　外用液剤	内用水剤、乳剤、シロップ剤、浸剤、煎剤、芳香剤等 含嗽剤、点眼剤、点耳剤、点鼻剤、洗浄剤等	mL、瓶 （バイアル） など
坐剤、坐薬 （サポ）	肛門から直腸に挿入し、直腸の粘膜から徐々に吸収される薬剤。痔や便秘の局所治療に使われるだけでなく、解熱剤や鎮痛剤、制吐剤等にも用いられる。薬剤が胃を通らないため、胃に対する副作用がなく、薬が口から飲めない乳幼児や高齢者、また、けいれんや吐き気を起こした人に用いられる	個
トローチ剤	口腔で溶かして喉頭などに作用する外用薬である）	錠（T）
軟膏剤	主に塗り薬。Salve、Ointment	グラム（g）
硬膏剤 （湿布）	固形の医薬品を紙、布またはプラスチックフィルム等に伸ばして皮膚に粘着させる	枚 もしくは グラム（g）
ドライシロップ	シロップにする目的でつくられた粉薬。ds	グラム（g）

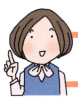

6 ㉚注射（㉛筋注 ㉜静注 ㉝その他）

医師や看護師が「注射薬」を患者さんの血管内等に注射した場合に「注射料」として算定します。注射は、内服薬や外用薬の投薬では治療効果が期待できない場合、迅速に効果を得たい場合などに行われます。行われた注射の種類によって算定の仕方が異なります。

1 注射料の算定ルール

注射料の算定は以下のルールで行います。

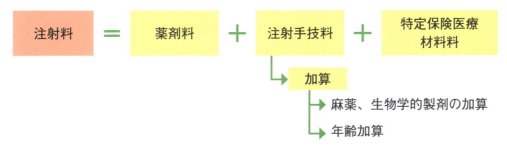

● 注射料の算定に際して、押さえておくべきポイント

① 注射手技料の「1回につき」「1日につき」の違いを頭に入れておく（1日につきの場合、薬剤は1日の総量でまとめる）
② 手術当日に手術に関する注射の手技料は術前・術後に限らず算定できない（手技料は手術料に含まれるが、薬剤料は算定できる。ただし、まったく関連しない注射の手技料は算定可）
③ 手技料には、条件に応じて加算できる項目がある
④ バイアル（瓶）の薬剤は、使った量の算定をし、アンプル（管）は全量使っていなくても1管分（全量）で請求できる（残量廃棄のコメント要）

薬剤料

　薬剤料の算定では、小数点以下を**五捨五超入**します。投薬と同様に、「薬価基準」収載の価格で算定します。1単位分の使用量の薬価を、投薬と同じく五捨五超入で点数に換算します。

表2-30 1単位分の使用量の薬価と点数

1単位分の使用量の薬価	点数
15円以下の場合	1点
15円を超える場合 　薬価を10で割って、1点未満の端数が 　(1) 0.5を超える場合 　(2) 0.5以下の場合	 切り上げて得た点数 切り捨てて得た点数

五捨五超入がわからなくなったときは、p.133の「これだけ！アドバイス」を見てください

これだけ！アドバイス

● 注射薬の容器の種類

注射器の容器の種類には下記の2つがあります。算定方法にも関わってくるため、しっかり違いを押さえておきましょう。

・**管（A：アンプル）**……密封してあり、折り割って使う使い捨て容器のため、残量があってもすぐに使わない場合は、廃棄する。そのため、算定は必ず使った量ではなく、アンプルの本数で算定（廃棄分も算定。ただし「残量廃棄」とコメントする）。

・**瓶（V：バイアル）**……使用する分量だけ複数回に分けて使用可能。使った量だけの算定。ただし、手術料に関連して手術当日に行った注射の手技料は、基本的に算定できない。このとき、薬剤料は算定できるが、㉚注射料ではなく㊿手術料の薬剤料として請求。

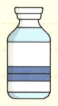

2　よく算定する注射手技料

　注射手技料に対する加算は、すべての注射が対象で、算定要件にあった場合に算定可能です。注射手技により、レセプト記載は㉛㉜㉝に分かれます。ただし、注射の手技料を包括する点数を算定した場合（注射料が算定できない場合：包括算定、入院等）、算定できないことに注意が必要です。ここでは、内科で必須ともいえる注射料3つを説明します。

㉛ G000 皮内・皮下および筋肉内注射（筋注：iM）

手技料は、1回につき20点（外来のみ）です。

表2-31 皮内、皮下及び筋肉内注射の手技料の点数（外来の場合）

	点数	
外来	20点	＋薬剤量

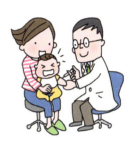

【例】外来の場合の記載例

㉚注射	㉛皮下筋肉内　1回　　121 ㉜静脈内　　　　回 ㉝その他　　　　回	㉛	エクサシン注射 400mg 2mL 1A 　　　　　　　　　　　121 × 1

摘要欄には手技料と薬剤料を合計した点数を書きます（電子カルテやレセコンによって、別々の場合もあります）

例　エクサシン注射 400mg 2mL 1A　1,013円 ➡ 101点＋手技料20点＝121点

これだけ！アドバイス

●「1回分」とは

1回分とは、注射針を体に刺してから抜去するまでをいいます。
1回分の注射に2種類以上の薬剤を同時に注射するものは、「混合注射」として1回分の注射料として扱います。

㉜ G001 静脈内注射（静注：iV）

手技料は、1回につき 32 点（外来のみ）です。ただし、6歳未満の乳幼児加算は＋45 点です。

表2-32 静脈内注射の手技料の点数（外来の場合）

	点数	6歳未満の乳幼児の場合	
外来	32 点	77 点	＋薬剤量

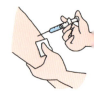

【例】外来の場合の記載例

㉚注射	㉛皮下筋肉内　　回 ㉜静脈内　　1回　42 ㉝その他　　　　回		㉜	静脈内注射　　　32×1 メイロン静注7％ 20mL 1A　10×1

摘要欄には手技料と薬剤料を別々で書きます

例 メイロン静注7％ 20mL 1A　96円 ➡ 10 点＋手技料 32 点＝ 42 点

㉝その他：G004　点滴注射（DIV、IVD）

手技料（表2-33）は、**1日につき**（外来・入院）算定します。ただし、6歳未満の乳幼児加算は＋45 点です。なお、**1単位が1日分**となるので、手技料も何回点滴を行っても1日に1回の算定になります（**薬剤は1日量でまとめる**）。

表2-33 点滴注射の手技料の点数（外来の場合）

	6歳以上 500mL 未満	6歳以上 500mL 以上	6歳未満 100mL 未満	6歳未満 100mL 以上	
外来	49 点	98 点	94 点	144 点	＋薬剤料 （1日の総量） ＋特定保険医療材料料

㉝その他の注射って、㉛皮内・皮下および筋肉内注射と㉜静脈内注射以外の注射のことですよね？

そうそう！　点滴注射が一番目にしますが、ほかにも動脈注射・腱鞘内（けんしょう）注射・関節腔内注射・結膜下注射などがありますね

【例】外来の場合の記載例

㉚注射	㉛皮下筋肉内　　回 ㉜静脈内　　　　回 ㉝その他　　1回　　319	㉝	点滴注射　　　　　　　49×1 大塚生食注100mL　　1V フルマリン静注用1g　2V 　　　　　　　　　　270×1

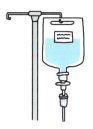

摘要欄には、手技料と薬剤料を別々に書きます

例 大塚生食注100mL 1V　130円＋フルマリン静注用1g 2V　1,286円×2＝270点
手技料は500mL（成人）以下なので49点

注射手技料に対する加算

注射手技料に対する加算として下記があります。

表2-34　注射手技料に対する加算

	点数	加算条件
生物学的製剤注射加算	15点	対象となる薬剤は、「薬価基準」収載で「生」の表示があり、この表示の薬を使用した際に算定できる
精密持続点滴注射加算	1日につき80点	自動輸液ポンプを用いて1時間に30mL以下の速度で体内に薬剤を注入した場合であって下記に該当する薬剤については、加算ができる　1. 1歳未満の乳児の場合　2. 特に緩徐に注入する必要がある場合
麻薬注射加算	5点	対象となる薬剤は「薬価基準」収載で「麻」の表示がある、この表示の薬を使用した際に算定できる
外来化学療法加算	1日につき 届出の内容と15歳以上・15歳未満で点数が異なる	悪性腫瘍等の外来患者に対し、注射の必要性・危険性について文書による説明を行った場合に算定できる。この場合、同一月に在宅自己注射指導管理料は算定できないことに注意が必要

3 手技料算定にあたっての注意点

注射手技料の算定にあたって手技料を併せて算定できないものがあります。注意する点は次の通りです。

> ① 点滴注射と同日に行った静注（iV）の手技料は併せて算定できません。薬剤料のみ、**点滴分と併せて算定**します。
> ② **管注**（点滴を行っている際にほかの注射をしなければならない場合、点滴回路の途中から薬剤を注入する方法）は、点滴注射の一部と考えて薬剤料のみを点滴注射分に合算して算定します。

表2-35 併算定の可否

	皮内・皮下および筋肉内注射	静脈内注射	点滴注射
皮内・皮下および筋肉内注射	併算定可	併算定可	併算定可
静脈内注射	併算定可	併算定不可	併算定不可
点滴注射	併算定可	併算定不可	併算定不可

点滴注射は点滴静脈内注射とも呼ばれるので、同じ静脈内注射だから併算定不可と覚えてもいいですね

頻出トラブル対処法 ❼

● **静脈内注射と点滴注射の算定間違い**

静脈内注射のあとさらに点滴注射になった場合など、1日の間に静脈内注射と点滴注射を行ったときの静脈内注射の手技料は点滴注射の手技料にまとめられ、別に算定はできなくなります。ただし、静脈内注射の薬剤は算定できますので、その場合、点滴注射の薬剤に合算しての請求となります（筋注と点滴、筋注と静注を1日に行った場合は、それぞれの手技料を算定できます）。

トラブルを回避するために、同日の静脈内注射と点滴注射では算定の間違いが起きやすいことを日頃から意識しておきましょう。

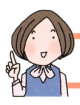

7 ㊵処置

㊵処置の項に定められる処置料は、主に一般処置・救急処置・皮膚科処置・泌尿器科処置・産婦人科処置・眼科処置・耳鼻咽喉科処置・整形外科的処置・栄養処置・ギプスに分かれ、疾患、ケガの状態に応じて必要な場合に行います。

1 処置料の算定ルール

処置料の算定は以下のルールで行います。

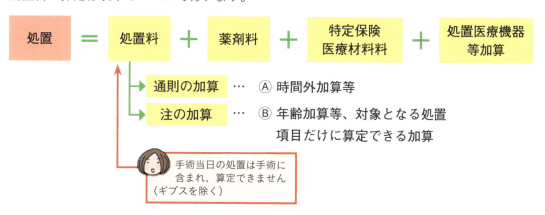

算定にあたり、必ず押さえておくべき **5つのポイント** を以下に示します。

（1）基本診療料と処置料の関係

下記2点に注意が必要です。
1. 再診料算定時に処置料を算定した場合は、**外来管理加算は算定できない**
2. 処置料が算定できない**基本診療料に含まれる処置がある**（使った薬剤は算定できる）

表2-36 基本診療料に含まれる簡単な処置

・浣腸、注腸、吸入 ・100cm² 未満の第1度熱傷の熱傷処置 ・100cm² 未満の皮膚科軟膏処置 ・洗眼、点眼	・点耳、簡単な耳垢栓除去 ・鼻洗浄 ・狭い範囲の湿布処置

(2) 入院中の患者以外の患者についてのみ算定する処置（外来のみ算定できる）

下記が該当します。

表2-37 外来のみ算定できる処置料

J000	創傷処置（100cm² 未満）	52 点	J086	眼処置		25 点
J001	熱傷処置（第1度熱傷以外）	135 点	J086-2	義眼処置		25 点
J001-4	重度褥瘡処置（1日につき）	90 点	J089	睫毛抜去（少数の場合）		25 点
J001-7	爪甲除去（麻酔を要しないもの）	60 点	J095	耳処置		25 点
J001-8	穿刺排膿後薬液注入	45 点	J096	耳管処置	カテーテル（片側）	36 点
J043-3	ストーマ処置 （1日につき） 1個	70 点			ポリッツェル球	24 点
	2個以上	120 点	J097	鼻処置		14 点
J054	皮膚科光線療法1（1日につき）	45 点	J098	口腔、咽頭処置		14 点
J070-2	干渉低周波による膀胱等刺激法	50 点	J099	間接喉頭鏡下喉頭処置		32 点
J072	膣洗浄	56 点	J114	ネブライザー		12 点

(3) 対象器官に関する処置

目や耳や肺のように**対象器官に関する処置の点数**は、特に規定する場合（片側と記載されているもの）を除き、両側の器官に関するものとする。

【例1】 カルテ：鼓室処置（両側）を行った

点数表　J095-2 鼓室処置（片側）　55点

➡ 鼓室処置（右）55×1、鼓室処置（左）55×1＝110点の算定となる

 処置名に「（片側）」「（1肢につき）」等と示された対称器官に関する処置を両側に行った場合は左右別にそれぞれ算定できます

【例2】 カルテ：鼓室処置（両側）を行った鼻出血止血（片側）を行った

点数表　J108 鼻出血止血法（ガーゼタンポンまたはバルーンによるもの）　240点

➡ 点数には特に何も記載がないので、片側・両側どちらでも240点の算定となる

（4）時間外に対する処置料の加算

下記のⒶ〜Ⓓの4つの条件をすべて満たしたときに加算できます。時間外加算、休日加算、深夜加算を算定した場合は、摘要欄に㊤㊥㊦を明記しなくてはいけません。

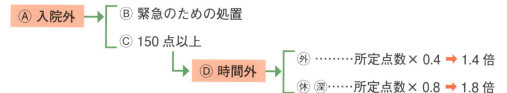

【例】外来・緊急・162点の処置を深夜に行った場合の記載例

162点×1.8＝291.6 ➡ 292点

㊵処置	1回　292 薬剤	㊵	○○処置　㊦292×1

（5）薬剤料

投薬や注射の薬剤と異なり、15円以下の薬剤料（1点）は算定できません。

2 薬剤料等の算定

● **薬剤料**

1回の処置にあたっての使用した薬剤の総量の薬価が15円を超える場合に算定できます（表2-38）。

表2-38 1回の処置に使用した薬剤の総量の薬価

1回の処置に使用した薬剤の総量の薬価	点数
15円以下の場合	算定不可
15円を超える場合	薬価を10で割って、1点未満の端数を五捨五超入（→ p.133）して得た点数

【例】軟膏処置（1,200cm^2、背部）（外用薬レスタミンコーワクリーム 4g 使用）

→ 点数表 ：J053 皮膚科軟膏処置2（500cm^2 以上 3,000cm^2 未満）85点
→ レスタミンコーワクリームは、1gで2.880円なので4gは11.52円 → 15円以下なので0点

 15円以下の場合、電カルやレセコンに入力したとしてもレセプトには記載されません

● **特定保険医療材料料（膀胱留置用カテーテル、皮膚欠損用創傷被覆材など）**

厚生労働省が定める保険医療材料（特定保険医療材料）を使用した場合は、その材料価格を加算します（材料価格を10で割って、1点未満の端数を四捨五入して得た点数とする。商品名と単価を記載する）。なお、商品名と単価は、点数表に載っています。

材料価格 /10（四捨五入）

仕入れた値段をそのまま自費で請求する間違いが多いので気をつけましょう

なお、処置にあたって通常使用される、その他の保険医療材料（ガーゼ・脱脂綿・包帯などの衛生材料など）の費用は処置料の所定点数に含まれるため、別に算定できません。

● 処置医療機器等加算

主に「腰部、胸部または頸部固定帯加算」や酸素ボンベ使用時の「酸素加算」などが、処置医療機器等加算に該当します。

(1) J200 腰部・胸部または頸部固定帯加算　170点

腰部・胸部または頸部固定帯を給付する初回に算定できます（材料代として）。
※ただし、1年位経過すれば、再給付可
※装着手技料については、J119-2 の腰部・胸部固定帯固定で算定する

(2) J201 酸素加算

酸素吸入等、酸素を使った場合、手技料のほかに算定できます。
なお、酸素加算の際の計算式は下記の通りです。

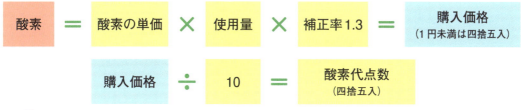

 複雑でできないかも

 今は、電子カルテやレセコンに酸素の使用料を入力すると、自動で計算してくれます

3　よく算定する処置（3例）

内科でも必要な処置を 3 つ紹介します。

この3つの処置は頻度は少ないかもしれませんが、内科でも時々あります

(1) 創傷処置

主に、ケガ等による傷の処置や、術後の処置での算定になります。

(2) 皮膚科軟膏処置

患者さんの体に薬剤を塗布するにあたり、方法の指導や薬に対する説明を（軟膏の塗布、湿布の貼付のみでは算定不可）する場合に算定します。100cm² 未満の範囲は算定できません（100cm² 以上の場合は算定可）。

(3) 熱傷処置

「やけど」の処置のことです。**熱傷処置**には、**電撃傷、薬傷、凍傷**が含まれます。熱傷は深さによってⅠ度からⅢ度に分類されます。初回実施日から 2 か月のみ算定可です（レセプト摘要欄に初回実施日を記載する）。

熱傷処置の 100cm² 未満について、第Ⅰ度熱傷では算定できません。ただし、薬剤料は算定できます。

表2-39　処置面積における算定基準と点数

包帯等で被覆すべき創傷面の広さまたは軟膏塗布を行うべき広さの合計	創傷処置	熱傷処置	皮膚科軟膏処置
100cm² 未満	52 点	135 点	―
100cm² 以上 500cm² 未満	60 点	147 点	55 点
500cm² 以上 3,000cm² 未満	90 点	270 点	85 点
3,000cm² 以上 6,000cm² 未満	160 点	504 点	155 点
6,000cm² 以上	275 点	1,500 点	270 点

【例】　右足Ⅱ度熱傷の場合の記載例

㊵処置	1回　　　　　135 薬剤　　　　　　8	㊵	熱傷処置　　　　　　　　　　　　135 × 1 初回実施日 〇年〇月〇日 リンデロンVGクリーム 0.12% 3g　8 × 1

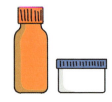

4 算定の注意点

処置料の算定にあたって注意すべき点は下記の3点です。

① 処置面積の範囲とは、**包帯等で被覆すべき創傷面の広さや軟膏処置を行うべき広さ**のことをいいます。ケガの大きさではないことに注意が必要です

② **同一疾病にかかる部位**に対して、次の処置[*1]を複数行った場合は、それぞれの部位の**処置面積を合算**し、その面積にあたる広さをいずれかの処置で算定します。別々に分けて算定するわけではない点に注意

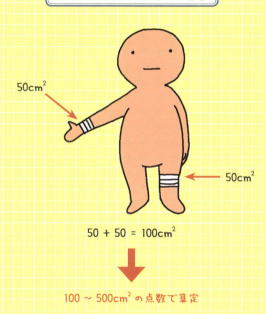

右腕と左足のケガの場合

50 + 50 = 100cm²

↓

100〜500cm²の点数で算定

③ 同一部位に対して次の処置[*2]を複数行った場合は、いずれか1つのみ算定し、併せて算定できない（高いほうで算定すればよい）

*1：創傷処置、皮膚科軟膏処置、消炎鎮痛等処置3（湿布処置）
*2：創傷処置、皮膚科軟膏処置、面皰圧出法、消炎鎮痛等処置3（湿布処置）

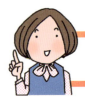

8 ㊿手術、麻酔

手術、麻酔というと外科のイメージが強いですが、内科でも稀に実施されます。いざというとき慌てないよう、概要だけでいいので理解しておいてください。

1 手術・麻酔の種類

手術・麻酔には、以下のものが含まれます。

- 手術
  - 手術料（手術の手技料、そのものをいう）
  - 輸血料（事故や手術で、血液そのものが失われる場合や、病気で一部の成分が減少する場合等に必要に応じて行う）
- 麻酔
  - 麻酔料（主に手術に伴って行われる麻酔）
  - 神経ブロック料（主に痛みに対する治療目的で行われる麻酔）

2 手術料の算定

手術で算定できる料金の内訳は下記の通りです。

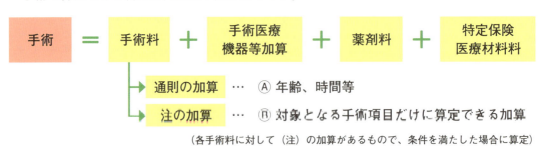

手術 ＝ 手術料 ＋ 手術医療機器等加算 ＋ 薬剤料 ＋ 特定保険医療材料料

- 通則の加算 … Ⓐ 年齢、時間等
- 注の加算 … Ⓑ 対象となる手術項目だけに算定できる加算

（各手術料に対して（注）の加算があるもので、条件を満たした場合に算定）

● **算定のポイント**

算定にあたり必ず押さえておくべき**7つのポイント**を以下に示します。

(1) 手術当日に算定できない項目

下記の費用は**手術料に含まれる**ため、別に算定できないので注意が必要です（術前、術後問わず算定不可。ただし、手術と関係ない薬剤を同日に行った注射の手技料は算定できる）。

① 手術当日には手術に関連して行う**処置の手技料**〔ただし、J122～J129（表2-40）は手術当日も算定できる〕
② 手術当日に手術に関連して行う**注射の手技料**
③ 手術当日に手術に使用された「**外皮用殺菌消毒剤**」の費用
④ 内視鏡を用いた手術の内視鏡の費用
⑤ 診断穿刺・検体採取料の費用
⑥ 手術にあたって通常使用されるチューブ、縫合糸等の費用
⑦ **衛生材料**（ガーゼ、脱脂綿、絆創膏等）の費用
⑧ 手術に要した薬剤の合計が15円以下（1点以下）の薬剤費用

表2-40 J122～J129

J122	四肢ギプス包帯
J123	体幹ギプス包帯
J124	鎖骨ギプス包帯（片側）
J125	ギプスベッド
J126	斜頸矯正ギプス包帯
J127	先天性股関節脱臼ギプス包帯
J128	脊椎側弯矯正ギプス包帯
J129	義肢・治療用装具の採型等

手術の際に行った画像診断および検査は、フィルム料のみ算定できます

(2) 対称器官に関する手術

特に規定する場合（各区分に掲げる手術名の末尾に両側と記載されているもの）を除き、片側の器官の手術に関する点数で算定します。

● ○○手術……………特に記載がないので、両側を行った場合、左右別々に所定点数が算定できる
● ○○手術（両側）……手術を両方行っても片側だけ行っても1回の算定となる

(3) 新生児・乳幼児加算

「通則7」に掲げる手術を手術時体重1,500g未満の児や新生児に対して行った場合、また「通則8」により3歳未満の乳幼児または6歳未満の幼児に対して手術を行った場合は、新生児・乳幼児等加算が算定できます（表2-41）。

表2-41 新生児・乳幼児加算の加算割合

対象	「通則7」に掲げる手術 ① 手術時体重1,500g未満	「通則7」に掲げる手術 ② 新生児（①以外）	3歳未満の乳幼児（①②以外）	3歳以上6歳未満の幼児
所定点数の加算割合	400/100	300/100	100/100	50/100

(4) 時間外・休日・深夜加算

緊急のために、診療表示時間外に手術を行った場合に時間外（40/100）、休日（80/100）、深夜（80/100）加算が算定できます。加算は、すべての手術が対象になります。

手術の時間外・休日・深夜加算は、初診、再診から8時間以内に手術を開始し、その手術の開始時刻（メスを入れた時間）が時間外等である場合は加算できる。

これだけ！アドバイス

● 年齢・時間加算が重複しているときの算定の仕方

例）爪甲除去術（K089）、2歳、午後7時（診療表示時間外）

K089 爪甲除去術　770 ＋ (770 × 100/100) ＋ (770 × 40/100) ＝ 1848
　　　　　　　　所定点数　　　　乳幼児加算　　　　　時間外加算

※所定点数にそれぞれかけてから最後に足す

| 所定点数 | ＋ | 年齢加算 | ＋ | 時間外加算 |

（5）手術医療機器等加算

　手術にあたって、自動吻合器・自動縫合器等の医療機器を使用した場合に加算できるものがあります。

（6）薬剤料等

　手術にあたって使用した薬剤の価格の合計が 15 円を超える場合に算定できます（表2-42）。ただし、手術にあたって用いた「外皮用殺菌剤」は手術の所定点数に含まれ、別に算定できません（外皮用殺菌剤＝一般名：ポビドンヨードなど）。

表2-42 １回の検査に使用した薬剤の総量の薬価と点数

1 回の検査に使用した薬剤の総量の薬価	点数
15 円以下の場合	算定不可
15 円を超える場合	薬価を 10 で割って、1 点未満の端数を五捨五超入（➡ p.133）して得た点数

（7）特定保険医療材料料

　厚生労働大臣が定める保険医療材料を使用した場合は、その材料価格を 10 で割った点数を加算します。

　　材料価格 /10（四捨五入）

3　内科でよく遭遇する手術

　内科でも手術がないとは限りません。内科でも遭遇することのある手術（以下の 2 つ）の違いは最低限覚えておきましょう。

(1) K000 創傷処理

主にケガ等で、切れた創部を縫合するときに算定します（表2-43）。

表2-43 創傷の程度と点数

筋肉、臓器に達するもの（長径5cm未満）	1,250点
筋肉、臓器に達するもの（長径5cm以上10cm未満）	1,680点
筋肉、臓器に達するもの（長径10cm以上） 　イ　頭頸部のもの（長径20cm以上のものに限る） 　ロ　その他のもの	8,600点 2,400点
筋肉、臓器に達しないもの（長径5cm未満）	470点
筋肉、臓器に達しないもの（長径5cm以上10cm未満）	850点
筋肉、臓器に達しないもの（長径10cm以上）	1,320点

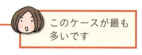

単に創傷の深さを指すものではなく、筋肉、臓器に何らかの処理を行った場合をいいます

このケースが最も多いです

● 算定の注意点

算定にあたっての注意点は下記の通りです。

① 創傷処理とは、切、刺、割創または挫創に対して切除、結紮または縫合（ステープラーによる縫合を含む）を行う場合をいいます。
② 創傷が数か所あり、これをそれぞれ縫合する場合でも、それらの長さを合計して1つの創傷として取り扱います。
③ 真皮縫合を伴う縫合閉鎖を行った場合は、露出部の創傷に限り460点を所定点数に加算します。「露出部」とは、頭部、頸部、上肢にあっては肘関節以下および下肢にあっては膝関節以下をいいます。
④ 汚染された挫創に対してデブリードマンを行った場合は、当初の1回に限り100点を加算します（汚染された挫創に対して行われるブラッシングまたは汚染組織の切除等であって、通常麻酔下で行われる程度のものを行った場合に限り算定できます）。

【例】右上腕部切創で創傷処理（筋肉、臓器に達しないもの）5cm未満を実施し、麻酔にリドカイン塩酸塩注射1% 5mL 1Aを使用した場合の記載例

㊿手術	1回 薬剤	470 6	㊿	創傷処理（筋肉、臓器に達しないもの） （長径5cm未満）（手術日4月3日）（右上腕部） 　　　　　　　　　　　　　　　　470×1 リドカイン塩酸塩注射1% 5mL 1A　　6×1

翌日からの手術創に対する処置は区分番号「J000」創傷処置により算定します

摘要欄には、手術日と部位を入れます

頻出トラブル対処法❽

●「創傷処理」と「創傷処置」の点数は大違い

「J000　創傷処置」と「K000　創傷処理」は言葉が似ていますが、創傷処置の「100cm^{2}未満」が52点、創傷処理は「5cm未満」が470点です。どちらも一番小さい範囲ですが、点数にかなり違いがありますので、内容をしっかりと確認し、算定間違いに気をつけましょう。

「処置」は「応急処置」というように、一時的なものです。「処理」は治療を完了させるもの、というイメージで覚えてください。カルテやレセプトを誤って読み取ることがないように、注意しましょう。

(2) K001 皮膚切開術

主に膿瘍等を切開して排膿する場合などに算定します（表2-44）。

表2-44 皮膚切開の程度と点数

長径10cm未満	570点
長径10cm以上20cm未満	990点
長径20cm以上	1,770点

● 算定の注意点

算定にあたっての注意点は下記の通りです。

① 長径10cmとは、切開を加えた長さではなく、膿瘍、せつまたは蜂窩織炎等の大きさをいう
② 多発性せつ腫等で近接しているものについては、数か所の切開も1切開として算定する

【例】背部膿瘍で皮膚切開術（長径10cm未満）を実施し、麻酔でキシロカイン注射1% 5mLを使用した場合の記載例

㊿手術	1回 570 薬剤 6	㊿	皮膚切開術（1）（長径10cm未満） （手術日4月3日）（背部）　　　570×1 キシロカイン注ポリアンプ1% 5mL 1A　6×1

摘要欄には、手術日と部位を入れます

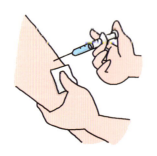

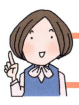

9 ⑥⓪検査

検査は内科で日常的に行われる項目ですが、内科といっても勤め先のクリニックの専門分野によって、頻繁に行う検査が異なります。まず、大きく検査の概要を理解したうえで、どの検査を頻繁に行うか確認する必要があります。

1 検査の分類

検査は大きく「**検体検査**」「**生体検査**」「**病理学的検査**」の3つに分けられます。

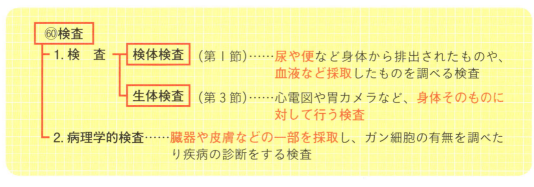

検体検査と生体検査の違いがよくわかりません

簡単にいえば、患者さんの身体を直接調べるのか、そうでないかね

つまり、身体から採取した尿や血液などの検体を調べるのが検体検査で、患者さん自身の身体を対象とする、心電図や脳波を調べるのが生体検査ということですね

なるほど、じゃあ超音波検査も生体検査ですね！

2 検査の算定ルール

検査の算定ルールは下記の通りです。

検査 ＝ 検査料 ＋ 検体採取料 ＋ 判断料 ＋ 薬剤料 ＋ 特定保険医療材料料

検査料 → 検体検査の加算
検査料 → 生体検査の加算

判断料（該当する項目のみ算定）

特定保険医療材料料（フィルム料も含む）

3 算定の注意点

算定にあたって注意すべき点は下記の6点です。

① 検体検査と生体検査に挙げられていない検査で簡単な検査は、基本診療料に含まれるため、別に算定することはできません

＜基本診療料に含まれる簡単な検査（抜粋）＞

・血圧測定 ・視野眼底検査のうち簡単なもの ・眼科検査のうち斜照法、徹照法、細隙燈検査（ルーペ式）、機器を使用しない眼圧測定検査	・自覚的聴力検査3の簡易聴力検査に該当しない簡単な聴力検査 ・精液pH測定 ・自律神経機能検査

② 血液採取（1.静脈、2.その他）の費用は外来のみ算定します
③ 検査にあたって麻酔を行った場合は、麻酔の部の所定点数を検査の部で加算します
④ 算定回数が**複数月に1回**とされている検査を実施した場合は、明細書の摘要欄に前回の実施日（初回である場合は初回）と記載します
⑤ **対称器官に関する検査料**は、特に規定する場合を除き、両側の器官に係る検査料とします（特に規定する場合とは、その検査項目に"（片側）"と記してあるものをいいます。その場合は両側の検査を行った場合は、所定点数の2倍の点数を算定します）
⑥ 複数の検査を実施していても同時に算定できないものや、週1回や月1回、複数月1回のみ算定できるなど制限がある検査項目もあります

【⑤の例】

点数表　D255 精密眼底検査（片側）　56点
➡ 両側行った場合は112点

点数表　D261 屈折検査　69点
➡ 片側だけでも両側とも行っても1つの所定点数の69点のみ

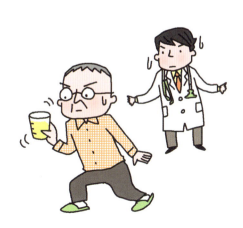

検体検査

1 検体検査とは

尿、便、痰、血液、胃液、穿刺液など、患者さんの**身体から採取した検体**に含まれている成分や量などを調べたときに算定します。

A. 検体検査実施料（検査のつど算定） ＋ **B. 検体検査判断料**（月に1回算定） ＋ **C. 診断穿刺・検体採取料** ＋ **D. 薬剤料** / **E. 特定保険医療材料料**

A から：
- a. 外来迅速検体検査加算
- b. 時間外緊急院内検査加算

B について：検査に対する医師の診断料。7つの区分ごとに点数が定められ、それぞれ月1回のみ算定

C について：身体から採取するときの手技料。ただし、患者さん本人が採取できるもの（尿、便、痰）は算定できない

D・E について：検査にあたって使用したものに対して算定

⊕ **検体検査管理加算**
（Ⅰ）〜（Ⅳ）まであり、届出を行った医療機関は、判断料に加算できる（患者さん1人につき月1回）

A. 検体検査実施料

検体検査は、下記の6区分に分かれます。

- ①尿・糞便等検査
- ②血液学的検査 ➡ 包括算定あり
- ③生化学的検査（Ⅰ） ➡ 包括算定あり
- ④生化学的検査（Ⅱ） ➡ 包括算定あり
- ⑤免疫学的検査 ➡ 包括算定あり
- ⑥微生物学的検査

※包括算定：所定点数にかかわらず、検査項目数に応じて算定する。マルメ算定ともいう

検体検査に関する診療費は、「検体検査実施料」と「検体検査判断料」の項目から成り立っていて、測定する検査の内容によって、左記の6区分に分かれています

● **a. 外来迅速検体検査加算**

　入院中の患者さん以外の患者さん（外来の患者さん）に対して、厚生労働大臣が定める検査（表2-45）を行った場合に当日中にそのすべての検査結果を説明したうえで、文書により情報を提供し、結果に基づく診療が行われた場合に、**1日に5項目を限度**として、所定点数に**それぞれ10点を加算**できます（ただし、1つでも当日結果がそろっていなかったらすべて算定できません）。

表2-45　厚生労働大臣が定める検査

D000	尿中一般物質定性半定量検査
D002	尿沈渣（鏡検法）
D003	糞便中ヘモグロビン
D005	赤血球沈降速度測定（ESR）／末梢血液一般検査／HbA1c
D006	プロトロンビン時間／FDP（定性・半定量・定量）／Dダイマー
D007	総ビリルビン／総蛋白／アルブミン（BCP改良法・BCG法）／尿素窒素／クレアチニン／尿酸／ChE／ALP／γ-GT／中性脂肪／ナトリウムおよびクロール／カリウム／カルシウム／グルコース／LD／CK／HDL-コレステロール／総コレステロール／AST／ALT／LDL-コレステロール／グリコアルブミン
D008	TSH／FT_3／FT_4
D009	CEA／AFP／PSA／CA19-9
D015	CRP
D017	細菌顕微鏡検査（その他のもの）

● **b. 時間外緊急院内検査加算**

　入院中の患者以外の患者さんについて、緊急のため診療表示時間外に医療機関内において、検体検査を行った場合は、時間外緊急院内検査加算として**1日につき**（**検査項目数にかかわらず**）**200点を算定**します（レセプトに、**検査開始日時を記載**）。

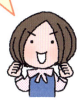

注意!!
「a. 外来迅速検体検査加算」と
「b. 時間外緊急院内検査加算」は
同時に算定できません

これだけ！アドバイス

● 外来迅速検体検査加算の算定例

外来迅速検体検査加算の算定は、主に下記3パターンに分けられます。

【例1】対象検査を6項目行い、その日のうちに説明等をした場合

D000	尿中一般物質定性半定量検査	当日	○
D005	末梢血液一般	当日	○
D005	HbA1c	当日	○
D007	アルブミン（BCP改良法・BCG法）	当日	○
D007	クレアチニン	当日	○
D007	グルコース	当日	○

➡ 5項目を限度に算定する

【例2】対象検査をすべて当日行ったが、1項目が後日結果が出た場合

D000	尿中一般物質定性半定量検査	当日	○
D015	C反応性蛋白（CRP）	後日	×

➡ 加算対象検査が、すべて当日に結果提供なされなければ、加算は算定できない

【例3】対象検査と対象外を当日行い、対象外検査のみ後日に結果提供された場合

D000	尿中一般物質定性半定量検査	当日	○	←対象
D007	フェリチン（半定量・定量）	後日	ー	←対象外

➡ 加算対象以外の検査の結果提供が後日であっても、加算対象検査が当日結果提供されれば、算定できる

B. 検体検査判断料

検体検査実施料の項目ごとに月1回判断料（医師の診断料）が算定できます（表2-46）。

表2-46 判断料の一覧

判断料（D026）	点数
① 尿・糞便等検査判断料	34点
② 遺伝子関連・染色体検査判断料	100点
③ 血液学的検査判断料	125点
④ 生化学的検査（Ⅰ）判断料	144点
⑤ 生化学的検査（Ⅱ）判断料	144点
⑥ 免疫学的検査判断料	144点
⑦ 微生物学的検査判断料	150点

これだけ！アドバイス

● 尿中一般物質定性半定量検査に関する注意点

尿中一般物質定性半定量検査（D000）については、判断料は算定できません。下記に該当する場合は、表2-46の判断料は月1回のみ算定となるので注意しましょう。

① 複数科で、各検体検査を行った場合
② 同一月内において、外来・入院を通して検体検査を行った場合

C. 診断穿刺・検体採取料

検査にあたって、患者さんから**検体を穿刺または採取した場合**は、診断穿刺・検体採取料に掲げる所定点数を加算します（表2-47）。

自然に排出されるもの、患者さん自らが採取できるもの（尿、糞便、喀痰、分泌物、膿など）は算定できません。

表2-47 診断穿刺・検体採取料の対象となる主な検査と点数（抜粋）

	検査		点数	乳幼児加算
D400	血液採取（1日につき）	1. 静脈 2. その他*	35点 6点	25点 （6歳未満）
D405	関節穿刺（片側）		100点	100点 （3歳未満）
D411	甲状腺穿刺または針生検		150点	―
D413	前立腺針生検法		1,400点	―
D414	内視鏡下生検法（1臓器につき）		310点	―

＊静脈以外は耳朶や指先で採取する場合などが該当

検体を穿刺や採取したときの技術料になります。見落としがちの項目なので、算定漏れのないようにしましょう

これだけ！アドバイス

● D400 血液採取

血液採取には、「1．静脈」と「2．その他」があり、血液検査を行うときに算定されます。血液採取は「B-V」ともいわれ、よく目にする項目の1つです。

・同一日に両方行った場合、「1．静脈」のみの算定
・同一日に点滴の回路から静脈採血を行った場合、点滴手技料に含まれ、別に採取料の算定はできません

D．薬剤料

薬剤料は、検査にあたって使用した薬剤の価格の合計が15円を超える場合に算定できます（表2-48）。

表2-48 1回の検査に使用した薬剤の総量の薬価と点数

1回の検査に使用した薬剤の総量の薬価	点数
15円以下の場合	算定不可
15円を超える場合	薬価を10で割って、1点未満の端数を五捨五超入（→ p.133）して得た点数

E. 特定保険医療材料料

特定保険医療材料料は下記の計算式で算定します。

> 材料価格 /10（四捨五入）

2 検体検査区分別よくある検査

以下、検体検査でよくある検査とレセプト記載例を紹介します。

(1) 尿・糞便等検査

【例】尿蛋白・ウロビリノーゲン・潜血・糖の定性半定量検査を
実施した場合の記載例（当日院内で結果説明）

⑥⓪検査	2回	36	⑥⓪	尿中一般物質定性半定量　　26 × 1 外来迅速検体検査加算1項目　10 × 1
	薬剤			

尿中一般物質定性半定量だけでは判断料（34点）が算定できないルールがあります

(2) 血液学的検査

【例】末梢血液一般検査とHbA1cを実施した場合の記載例
（当日院内で結果説明）

⑥⓪検査	4回	250	⑥⓪	末梢血液一般検査、HbA1c　　70 × 1　── 検査実施料 外来迅速検体検査2項目　　　20 × 1 血液学的検査判断料　　　　125 × 1　── 判断料 B-V　　　　　　　　　　　　35 × 1　── 採取料
	薬剤			

B-V：静脈採血

 電子カルテのソフトによって、判断料やB-Vを回数に入れないこともあります

(3) 生化学的検査（Ⅰ）

【例】静脈採血により、総ビリルビン、直接ビリルビン、総蛋白、ALT、アルブミン、ナトリウムおよびクロール、鉄を実施した場合の記載例

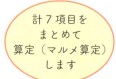

計7項目をまとめて算定（マルメ算定）します

⑥⑩検査	3回	272	⑥⑩	B-BIL/総、BIL/直、TP、ALT、アルブミン、ナトリウムおよびクロール、Fe（7項目）	93×1
	薬剤			B-V	35×1
				生化学的検査（Ⅰ）判断料	144×1

B-：検体が血液
ナトリウムおよびクロールは、双方測定しても合わせて1項目

(4) 生化学的検査（Ⅱ）

悪性腫瘍を疑う患者さんへの検査は「⑥⑩検査」の項で算定しますが、悪性腫瘍確定患者さんへの検査は「⑬医学管理等」の「悪性腫瘍特異物質治療管理料」で算定します（➡ p.108）。

【例】静脈採血により、腫瘍マーカー CEA と CA19-9 を実施した場合の記載例

⑥⑩検査	3回	409	⑥⑩	腫瘍マーカー（2）2項目 CEA、CA19-9	230×1
	薬剤			B-V	35×1
				生化学的検査（Ⅱ）判断料	144×1

(5) 免疫学的検査

【例】インフルエンザウイルス抗原定性を実施した場合の記載例

⑥⑩検査	3回	288	⑥⑩	インフルエンザウイルス抗原定性	139×1
	薬剤			鼻腔・咽頭拭い液採取料	5×1
				免疫学的検査判断料	144×1

(6) 微生物学的検査

【例】細菌培養同定検査をし、後日細菌が検出されたため、細菌薬剤感受性検査（1菌種）を実施した場合（検体は喀痰）の記載例

⑥⑩検査	3回	480	⑥⑩	細菌培養同定検査（口腔、気道または呼吸器からの検体） 160 × 1 細菌薬剤感受性検査（1菌種） 170 × 1 微生物学的検査判断料 150 × 1
	薬剤			

細菌薬剤感受性検査は、細菌培養同定検査実施後、細菌を検出した場合に算定する検査です。よって、実日数1日のみでの算定は原則不可です（<u>ステップアップ参照</u>）。

D018 細菌培養同定検査とD019 細菌薬剤感受性検査の関係とレセプト請求

細菌培養同定検査は、細菌の有無を確認（培養）し、陽性だった場合はさらに菌に対しての種類や性質を究明（同定）する検査です。よって、菌が検出された場合はさらに細菌薬剤感受性検査を実施し、どの薬剤が有効か調べる流れになります。細菌の培養は数日かかるため、細菌薬剤感受性検査の算定は後日になるのがこの検査の一般的な流れとなります。

レセプトの算定としては、細菌薬剤感受性検査を次回の診察日に算定するか、患者さんが来院されなかった場合は実日数「0」として『患者来院せず、細菌薬剤感受性検査のみ算定』とコメントして請求します。

ただ、そのときによくある間違いとして、月をまたいで算定するときでも月1回の微生物学的検査判断料は前回の細菌培養同定検査の一連とみなすため、算定することは不可です。

月が変わると、電子カルテ等は自動的に算定してしまうので、注意が必要です。

生体検査

1 生体検査とは

生体検査とは、**患者さんの身体そのものを直接調べる検査**のことです。

A. 生体検査料 （検査のつど算定）	B. 生体検査判断料 （月に1回算定）		C. 薬剤料 特定保険医療材料料 フィルム料 etc
→ a. 年齢加算 → b. 同月・同検査の逓減制	すべての検査が 対象ではない		検査にあたって使用した ものに対して算定

A. 生体検査料

生体検査は下記の項目に分類することができます。

- 呼吸循環機能検査等★①
- 超音波検査等
- 監視装置による諸検査
- 脳波検査等★②
- 神経・筋検査★③
- 耳鼻咽喉科学的検査
- 眼科学的検査
- 皮膚科学的検査
- 臨床心理・神経心理検査
- 負荷試験等
- ラジオアイソトープを用いた諸検査 ★④
- 内視鏡検査

※★は生体検査で判断料が算定できるもの
※丸数字は次ページの表 2-50 に対応

● a. 新生児、乳幼児加算（通則1・2）

一部の生体検査では、新生児、6歳未満の乳幼児に対して実施した場合に加算があります（表2-49）。

表2-49 新生児、乳幼児加算の算定基準

対象	加算点数	備考
新生児	所定点数 × 100/100	生後28日
乳幼児	所定点数 × 70/100	3歳未満
幼児	所定点数 × 40/100	3歳以上6歳未満

すべての生体検査にできるものではなく、項目が限られていることに留意すること！

● b. 生体検査の逓減制

下記の生体検査は、同一月内に同一検査を2回以上実施した場合、2回目以降は所定点数の90/100に相当する点数で算定します。

① 呼吸循環機能検査（D206～D214-2）
② 超音波検査等（D215、D216）
③ 内視鏡検査（D295～D323、D325）

B. 生体検査判断料

生体検査判断料には主に下記の4点があります。**算定は、月1回**行います。

表2-50 主な生体検査判断料

	点数
① 呼吸機能検査等判断料	140点
② 脳波検査判断料	(1) 350点 (2) 180点
③ 神経・筋検査判断料	180点
④ ラジオアイソトープ検査判断料	110点

C. 薬剤料、特定保険医療材料料

検体検査（p.176、177）の場合と同じです。

2 生体検査でよくある検査

内科でよく取り扱う主な検査とレセプト記載例を 2 つ紹介します。

【例 1】 心電図検査（ECG）12 誘導を実施、同一月の後日、ホルター心電図（8 時間以上）
と心電図検査 6 誘導を実施した場合の記載例

⑥⓪ 検査・病理	3回　　　　　1961 薬剤	⑥⓪	ECG12　　　　　　　　　　　　　130 × 1 ホルター心電図（8時間以上）1750 × 1 ECG 6　㊦　　　　　　　　　　　81 × 1 　　　　　　（90 点 × 90/100）

> 心電図とホルター心電図は別検査とみなします

> 心電図検査「1」〜「5」は、通則により同一検査として扱います

【例 2】 超音波検査断層法（膵臓）実施、同一月の後日、心臓超音波（経胸壁心エコー法）
を実施した場合の記載例

⑥⓪ 検査・病理	2回　　　　　1410 薬剤	⑥⓪	超音波検査（胸腹部）　　　　　530 × 1 　ア．消化器領域 心臓超音波 　　（経胸壁心エコー法）　　　880 × 1

> 超音波と心臓超音波は別検査とみなすため、減額はありません

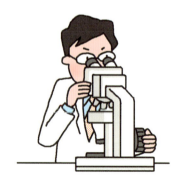

STEP UP: 超音波（エコー）の逓減

「月2回以降の超音波検査は逓減の対象」となることは多くの人が知っていますが、実はすべての超音波検査が逓減の対象となるわけではありません。

逓減の対象となるのは、「同一患者に同一月に同一検査を2回以上実施」「異なる超音波検査を同一月内に同一部位について2回以上実施」した場合のみです（表2-51）。何でもすべて逓減してしまうことのないよう気をつけましょう。

表2-51 超音波（エコー）の逓減の適用条件

撮影部位・方法	同月2回目撮影	同時に複数撮影
同一部位・別撮影方法	2回目以降は90/100	主たる撮影方法
別部位・同一撮影方法	2回目以降は90/100	主たる撮影方法
別部位・別撮影方法	逓減しない	別々に算定可能

病理学的検査

1 病理学的検査とは

体から採取した細胞や組織を、顕微鏡を用いて観察する検査のことで、腫瘍等の病的状態の診断をします。病理には、「細胞診検査」と「病理組織標本作製」の種別があります。

細胞診検査では、組織から得られた細胞を顕微鏡下で観察します。喀痰、分泌物、尿、腹水、子宮頸管擦過の液体や剥離細胞等を検体とします。細胞診は、悪性腫瘍等の「スクリーニング検査」として行われることが多いです。

病理組織標本作製では、細胞の集まりである組織を手術や生検（診断穿刺・切除等）により採取し、組織の細胞の配列の状態等を顕微鏡下で観察します。病理組織は、悪性腫瘍等の「確定診断」に行われます。

A. 病理検査料（検査のつど算定） ＋ B. 病理診断料または病理判断料 ＋ C. 診断穿刺・検体採取料 ＋ D. 薬剤料 特定保険医療材料料

B. 病理診断料と病理判断料

病理診断料と病理判断料は、下記の場合に算定します。

> ① 病理診断を専ら担当する医師が勤務する病院または病理診断を専ら担当する常勤の医師が勤務する診療所において、その規定に準ずる病理に基づく診断を行った場合に月1回に限り病理診断料を算定します
> ② 専任の病理医が勤務していない病院および、診療所においては、病理判断料（150点）を月1回に限り算定します

C. 診断穿刺・採取料

病理標本作製にあたって、検体採取を行った場合は、検査の部第4節診断穿刺・検体採取料を加算します。

【例】食道ファイバースコピー実施。組織を採取し、病理診断を行った場合の記載例
（専任の病理医はいない医療機関）
使用薬剤：ブスコパン1A、キシロカインゼリー10mL、フィルム（1,200円）1本

⑥⓪検査	4回	2120	⑥⓪	EF－食道	800 × 1
				内視鏡下生検法	310 × 1
	薬剤	133		T－M　1臓器	860 × 1
			㊡	病判	150 × 1
				ブスコパン1A	
				キシロカインゼリー10mL	13 × 1
				フィルム（1,200円）1本	120 × 1

EF：ファイバースコピー
T－M：病理組織標本作製

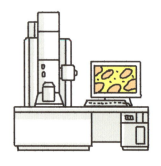

2 検査でよく用いられる略語

検査ではしばしば略語が用いられます（表2-52・2-53）。すべて覚える必要はありませんが、すぐ意味が取れるぐらいにはなっておきましょう（電子カルテ等によって、どちらを使っているかわかりません）。

表2-52 検査略語一覧表

U（尿）	
F（糞便）	
B（血液）	
G（胃液）	
S（細菌）	
T（病理組織）	
P（穿刺（液））	
EF（ファイバースコープ）	

表2-53 主な検査と省略名

検査名	省略名
尿中一般物質定性半定量検査	U－検
尿クレアチニン	U－クレアチニン
尿沈渣顕微鏡	U－沈
プロトロンビン時間	PT
活性化部分トロンボプラスチン時間	APTT
トロンボテスト	TT
カリウム	（B－）K
カルシウム	（B－）Ca
鉄	（B－）Fe
マグネシウム	（B－）Mg
アルカリフォスファターゼ	（B－）ALP
アミラーゼ	（B－）Amy
総ビリルビン	（B－）BIL/総
血糖	（B－）GL
総コレステロール	（B－）Tcho
中性脂肪	（B－）TG
心電図（最低12誘導）	ECG12
心電図（その他）	ECG
負荷心電図（最低12誘導）	ECGフカ12
超音波Aモード法	超音波A
脳波検査	EEG

カッコつけるために略してるところあると思います

※そんなことはありません

10 ⑦⓪画像診断

画像診断は、エックス線、CT、MRIなど画像を用いた診断のことです。画像診断では、エックス線診断料・核医学診断料・コンピューター断層撮影診断料・薬剤料・特定保険医療材料料の算定が可能です。ここでは扱うことが一番多いエックス線の説明をします。

エックス線診断料の算定の仕組み

エックス線診断料で算定できる料金の内訳は下記の通りです。

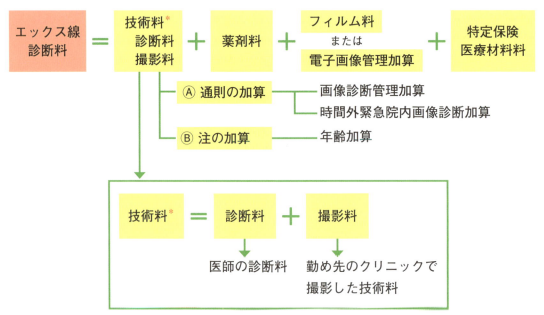

＊技術料は、他院からフィルムを持参してきたものを診る（診断する）場合は、診断料のみの算定となります（レセプト摘要欄には、部位コメントと病名欄には病名が必要です）

エックス線診断

エックス線診断は、エックス線を用いた画像診断です。以前はフィルムを用いたアナログ撮影が一般的でしたが、最近はデジタル化し電子媒体上に直接保存する医療機関が一般的になりました。

エックス線診断料の算定

同一部位を、同時に2枚以上、同一方法により撮影した場合の写真診断料・撮影料は、1枚目は所定点数、2枚目から5枚目までは所定点数の50/100で算定し、6枚目以後の写真診断料・撮影料は算定しません（ただし、特殊撮影および心臓・冠動脈造影の場合を除く）。

算定のポイントは下記の通りです。

① 同一部位とは、同一フィルム面に写せる範囲を指します。たとえば、食道・胃・十二指腸、腎と尿管、胸椎下部と腰椎上部のような場合は、各々同一部位として扱うことに注意してください

② 同時とは、診断をするために予定した一連の経過の間をいいます。たとえば、胆のう造影撮影の30時間後の撮影は同時として扱います。ただし、胸部の単純撮影の結果、断層撮影の必要を認めて、胸部の断層診断を行った場合は、同時とみなしません

③ 同一方法とは、撮影方法が同じであることを指します。撮影方法には、単純・特殊・造影・乳房の4つがあります。したがって、撮影方法は同じで方向別撮影の場合などは、別の撮影方法とは考えません

診断方法には、透視診断、写真診断があり、その他に加算項目が定められています。個々の点数の合計がエックス線診断料の合計点数となるので、それぞれの項目について理解することが必要です。

透視検査のみの場合は、写真診断料ではなく透視診断料で算定します。

透視診断料（X-D）……病巣や骨などにエックス線をあて、その状態を観察する方法。透視診断料として算定できる場合は、胃造影剤使用撮影などの消化管の造影に限られる。脱臼部位の整復を行う時の透視や、消化管の造影であっても腸管に造影剤が到達しているかどうかの確認のための透視などは、算定できない

写真診断料（X-P）および撮影料……写真診断料とは、撮影したフィルムを医師が見て診断を下すことに対する技術料。電子媒体に保存し、モニターの画像で診断した場合も算定できる。撮影の方法（表2-54）は、①単純撮影、②特殊撮影、③造影剤使用撮影、④乳房撮影に区分されている。アナログ撮影かデジタル撮影のいずれか、また、撮影する部位により点数が異なる（表2-55）

表2-54　撮影方法の区分

①単純撮影	胸腹部や骨の撮影など人体を透過したエックス線をそのままフィルムに映し出す撮影方法。単純撮影のほか、高圧撮影、拡大撮影など
②特殊撮影	特殊な装置を用いて撮影する方法。断層撮影、スポット撮影、パントモグラフィーなど
③造影剤使用撮影	単純撮影では、病変（対象としたい部位）とその周辺の差異がはっきりしないような場合に、造影剤を使用してコントラストを作り出し病変を浮き出させる方法。消化管、腎臓、胆のう、膀胱のほか、血管造影、リンパ管造影など
④乳房撮影	特殊な撮影装置を使用して、原則両側の乳房を撮影する方法。マンモグラフィー

表2-55 デジタル撮影の点数

所定点数 枚数（写数）	単純（頭・躯幹）*1 診断	単純（頭・躯幹）*1 撮影	単純（その他）*2 診断	単純（その他）*2 撮影
	85点	68点	43点	68点
1	153点		111点	
2	230点		167点	
3	306点		222点	
4	383点		278点	
5	459点		333点	

診断料＋撮影料の点数です。この点数にその他使用したフィルム料等をプラスします

＊1：頭（頭・胸・腹・脊髄）、躯幹（肩・股関節・頸部など）
＊2：その他（四肢）

Ⓐ 通則の加算

● **画像診断管理加算（要届出）**

画像診断と専ら担当する常勤の医師が画像診断を行い、その結果を文書により報告した場合、月1回に限り算定できます

● **時間外緊急院内画像診断加算**

入院中の患者以外の患者について、**緊急のために診療表示時間外**に医療機関内において撮影および画像診断を行った場合に、**1日につき110点を加算**します（レセプト摘要欄には日付と時間を記載する必要）。

Ⓑ 注の加算

撮影料に対して乳幼児加算を算定することができます（診断料にはこの加算はありません）。

表2-56 撮影料に対しての乳幼児加算

新生児加算	撮影料の 80/100 加算
3歳未満の乳幼児加算	撮影料の 50/100 加算
3歳以上6歳未満の幼児加算	撮影料の 30/100 加算

● **よくある算定例**

【例】胸部単純撮影（デジタル）正面／腹部単純撮影（デジタル）正面・側面

【計算】

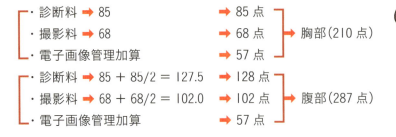

⑰画像診断	2回 薬剤	497	⑰	胸部単純X－P（デジタル） 210×1 腹部単純X－P（デジタル） 287×1

レントゲンではなくエックス線といいます

薬剤料

造影剤や発泡剤など、画像診断にあたって使用した薬剤の価格の合計が15円を超える場合に算定できます（表2-57）。

表2-57　1回の検査に使用した薬剤の総量の薬価

1回の検査に使用した薬剤の総量の薬価	点数
15円以下の場合	算定不可
15円を超える場合	薬価を10で割って、1点未満の端数を五捨五超入（➡ p.133）して得た点数

フィルム料

フィルムを使っての算定と、フィルムレス（フィルムなし）の場合で算定が異なります。

● **フィルムで算定**

撮影方法、部位ごとに使用したフィルムの価格を合計し、合計価格を 10 円で除し、1 点未満の端数は四捨五入します。

> フィルム料は、2 枚目以後 50/100 になりません。また 6 枚目以後も使用した枚数のフィルム料を算定できます（電子画像管理加算との併用算定はできません）

● **フィルムなし（電子画像管理加算）**

撮影した画像を電子化して管理および保存した場合は、部位ごとに一連の撮影について、次の点数を加算します。フィルム料の算定はできません。

＜何枚とっても同じ点数＞
- 単純撮影：57 点
- 特殊撮影：58 点
- 造影剤使用撮影：66 点
- 乳房撮影：54 点

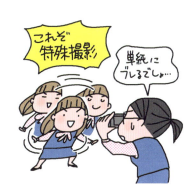

特定保険医療材料料

厚生労働大臣が定める保険医療材料を使用した場合は、材料価格を 10 で除した点数を加算します。

材料価格 /10（四捨五入）

オンライン診療料

外来・入院・在宅に続く医療提供の形態として2018年度診療報酬改定で新設され、2020年度改定で対象疾患の拡大やオンライン診療を開始できるまでの期間が短縮されるなど要件緩和が行われました。まだ一般の診療所では算定の機会は少ないと思われますので、本書では具体的なレセプト記入等については省略します。

オンライン診療料は、対面診療の原則のもとで、対面診療と、ビデオ通話が可能な情報通信機器を活用したオンライン診療を組み合わせた診療計画を作成し、当該計画に基づいて計画的なオンライン診療を行った場合に、月1回に限り71点算定できます。対面診療とオンライン診療を同月に行った場合は、オンライン診療料は算定できません。

表2-58 オンライン診療料の主な算定要件と施設基準

算定要件	・リアルタイムでのコミュニケーション（ビデオ通話）が可能な情報通信機器を活用したオンライン診療を行った場合 ・対象の管理料等を初めて算定した月または慢性頭痛に対する対面診療を初めて行った月から3月以上経過し、かつ直近3月の間、オンライン診療を行う医師と同一の医師により、毎月対面診療を行っている患者に限る　など
施設基準	・厚生労働省の定める情報通信機器を用いた診療に係る指針等に準拠していること ・緊急時には患者が速やかに受診できる医療機関において対面診療を行えるよう、事前に説明したうえで、当該計画の中に記載しておく ・1月あたりの再診料等（電話等による再診は除く）およびオンライン診療料の算定回数に占めるオンライン診療料の割合が1割以下であること
対象患者	・オンライン診療料対象管理料等の算定対象となる患者 ・C101在宅自己注射指導管理料を算定している糖尿病、肝疾患（経過が慢性なものに限る。）または慢性ウイルス肝炎の患者 ・事前の対面診療、CT撮影またはMRI撮影および血液学的検査等の必要な検査を行ったうえで一次性頭痛であると診断されており、病状や治療内容が安定しているが、慢性的な痛みにより日常生活に支障を来すため定期的な通院が必要な患者

第 3 章
保険（レセプト）請求
【実践編】

返戻や減点等、レセプト請求におけるミスをなくすための一番の近道は、ミスに向き合い、何が間違っていたかを理解することです。この章では具体例をもとに、正しい請求の仕方を学んでいきましょう。

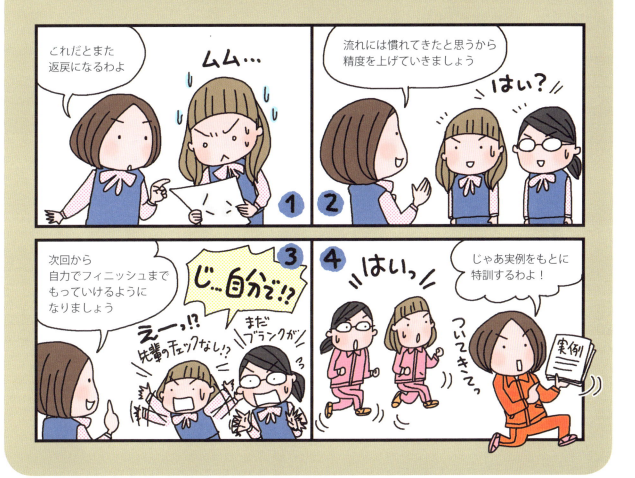

保険請求

\ざっくり/
1か月のタイムスケジュール

診療にかかる費用のうち、患者さんが支払う金額は全体の一部のみで、残りは患者さんが加入している医療保険者が負担することになっています。その費用を月に1回まとめて審査支払機関に対して請求するのが保険請求の仕事です。

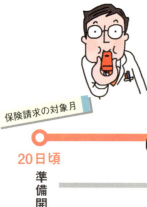

保険請求の対象月

20日頃 準備開始 → **月末** 準備終了

準備に入るスタート日はクリニックによって異なる

準備期間にやること
······ p.196

- エラーリスト（電子カルテについているチェック機能または別のソフトが入っている場合もある）を見て、病名漏れがないかなどをチェック
- 生保（生活保護）の番号確認（医療券が届いていない場合、市区役所の担当に確認）
- 「介護保険主治医意見書」の請求準備
- 定期予防接種や、がん検診等の公費分を市区町村に請求するための準備
- 介護保険請求の準備（在宅医療があるクリニックの場合）
- 労災への請求準備（労災保険があるクリニックの場合）

月末の業務終了後、紙レセプトで点検する場合は、印刷する

※たとえば5月診療分の保険請求をする場合
5/31締め ➡ 6/10までに請求

月末で締めた分（対象月1か月分）を翌月10日までに請求するため、少し日にちがズレるイメージになります

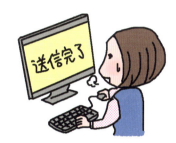

対象月の翌月

1日
レセプト点検開始

5〜7日
前回提出分の返戻・増減点表が届く

10日までに
オンライン送信

・労災保険
・介護保険請求があるクリニックは同時に行う

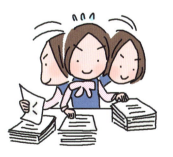

レセプト点検と併せてやること
...... p.206

前月分の処理
- 返戻処理
- 減点内容の確認
- 返戻処理後、10日必着で郵送（またはオンラインで送信）

195

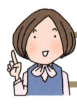

1 レセプト点検

レセプトの間違いを減らすには、正しい点検の仕方を身につける必要があります。我流でチェックしていると、いつまで経っても間違いを潰しきれません。基本をしっかり身につけ、正しいフォームで練習を積むことがミスをなくす近道です。

1 準備期間にやること

レセプト請求の準備期間にやることは下記の通りです。

① **エラーリストの確認**…エラーリスト（電子カルテのチェック機能または別ソフトのもの）を見て、病名漏れがないかなどを確認します。月末に一度に行うと、大変な作業なので、10日ごとに行うのが一般的です

② **生保の番号確認**…医療券が届いていない場合、役所の担当に確認します。医療機関に届いた時点で全員の番号や一部負担がないかなど早めに確認します

③ **「介護保険主治医意見書」の請求準備**…「介護保険主治医意見書」を郵送した方の分を請求します。主治医意見書作成料請求書（1枚）と請求する方の意見書作成料請求明細書（主治医意見書作成依頼書の下半分）を用意しておきます

④ **定期予防接種や、がん検診等の公費分を市区町村に請求するための準備**…公費扱いで予防接種やがん検診をした方の問診票の控え（提出用）をまとめておきます（予防接種やがん検診の種類ごとにまとめておきます）

⑤ **介護保険請求の準備（在宅医療があるクリニックの場合）**…介護保険サービスを提供した医療機関は原則9割（または8割）を国民健康保険団体連合会（国保連合）へ請求することになります

⑥ **労災への請求準備（労災保険があるクリニックの場合）**…労災保険指定の用紙で労働基準監督署へ請求します。再診時の休業証明（様式第8号）など労災独自のものもあるので、算定漏れがないよう注意しましょう

2 レセプト点検の手順

レセプトの点検は、下記の①～⑥の順に進めるのが定石です。

月末業務終了後、紙レセプトで点検する場合は、印刷をしますが、院外処方の医療機関のレセプトは、処方した薬が記載されませんので注意しましょう。

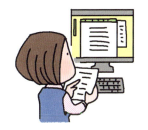

① 月末までに電子カルテ等についている点検機能を使って、一度チェックをかける
② 勤め先のクリニックが別で契約しているレセプト点検チェックのソフトがある場合は次に行う
③ チェックが終了したら、紙に印刷し、レセプト点検を行う
④ 病名漏れ・算定漏れ・保険番号等に間違いがないかチェックする
⑤ 病名漏れと思われるものは、医師に確認し、算定漏れと思われるものもカルテ等で確認する
⑥ 正しいレセプトデータができ上がった段階で、レセプト請求（オンライン請求等）に入る

これだけ！アドバイス

● 院外処方のレセプト

院外処方のレセプトは、処方箋料等の点数しか記載されないので、点検時は、薬が記載された**確認用レセプト**で点検しましょう。

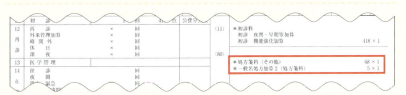

病名転帰について

レセプトを作成するにあたって、日頃からこまめな病名整理が必要です。診療中に、病名転帰をきちんと行うことがベストですが、混んでいるときは、患者さんをお待たせしないために、ついつい後回しになってしまうことが多いと思います。

月末のレセプト点検時にすべてを行おうと思うと大変な作業になってしまいますので、基本的には早めに先生に確認するなどして普段からこまめな転帰を心掛けましょう。「レセプトの病名がきれいに整理されていること」は、「審査支払機関等から信頼されるレセプト」の条件の1つでもあります。

<病名転帰とは>

電子カルテなどの病名欄を見ると「継続」「治癒」「中止」「死亡」のいずれかの記載があり、そのまま継続で通院されている方の病名に対してはすべて「継続」になっていると思います。

それ以外に風邪薬を処方したなど、一時的にお薬を処方し、次の来院時には治っていて薬を処方しなかった場合は、その病名が「治癒」になります。

また、調子が悪く、何かの病気を疑って検査した場合、検査した当日は「○○○の疑い」という疑い病名がつきますが、次回の来院時に先生から検査結果を伝えられ、その病気であった場合は「○○○の疑い」が「○○○」の確定病名に変わり、なんともなかった場合は「○○○の疑い」が「中止」で転帰されます。

何年も前の疑い病名が必要であればそのままでもよいのですが、解決したのに転帰をし忘れているというケースがよくあります。ごくまれに転帰し忘れていた程度なら、次回から気をつければよいことですが、転帰する習慣がなくほとんどの患者さんに古い疑い病名や急性病名が残っていると、審査支払機関等から「本当に管理できているのか？」と不信を抱かれかねません。とくに傷病名が20個以上残っていると審査の対象になりやすいので注意しましょう。「信頼されるレセプト」を目指すには最新の病名に整理されていることが大事でありますが、診察もしながら先生1人で管理するのは大変だと思いますので、医療事務員側も普段から確認するよう努めましょう。

月の途中で保険者番号、記号・番号が変更になった場合のレセプト請求

【例1】 **保険者番号に変更があった場合**（保険が変わった場合）
➡ 保険者番号ごとに、それぞれ別々にレセプトを作成し請求する。変更後のレセプトは、変更があった日を診療開始日として記載し、摘要欄にその旨を記載する。

【例2】 **記号・番号、任意継続に変更があった場合**
（保険者は変わらず、内容に変更があった場合）
➡ 変更後の記号・番号を記載する。

【例3】 **公費負担医療（単独）の変更があった場合**（生活保護等）
➡ 市区町村番号または公費負担者番号、受給者番号ごとに、それぞれ別々にレセプトを作成し請求する。

【例4】 **医療保険と公費負担医療（併用）の場合**
① 保険者番号の変更はないが、同種の公費負担医療で住所変更により公費負担者番号に変更があった場合
➡ 変更前の公費負担医療に係る分は第一公費として、変更後の公費負担医療に係る分は第二公費として取り扱う（レセプトは一枚で分けない）
② 月の途中から公費負担医療の併用となった場合などで、公費負担医療に関する点数と医療保険に関する点数が異なる場合
➡ 「公費分点数」欄に公費負担医療に関する点数を記載する

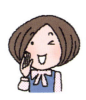

電子カルテ等の種類によって、登録・入力方法が異なるため、迷ったときは正しい入力方法を確認しましょう

3 レセプト点検のポイント

図3-1 後期高齢者（1割）のレセプトのイメージ（院内処方）B-1枚目

> 基本情報に誤りがないか確認します。本人・家族の誤り・番号の入力間違い・負担割合の間違いなど、一つでも誤りがあると返戻されます

診察報酬明細書（医科入院外）2国　令和2年4月分　県番23医

		1医科	3後期	1単独	8高外一

保険者番号 3 9 0 0 0 0 0 0

記号・番号 0 0 0 0 0 0 0

公負① 　　公受①
公負② 　　公受②

氏名 ○○　○○
①男 2女 1明 2大 ③昭 4平 5令 ○・○・○ 生

特記事項 29 区エ

保健医療機関の所在地及び名称 （　床）

傷病名		診療開始日	転帰	診療実日数	保	2	日
(1) 発作性心房細動（主）		(1) 令和1年 5月18日			①		日
(2) 慢性胃炎		(2) 令和1年 7月 8日			②		日
(3) 高血圧症		(3) 令和1年10月27日					
(4) 高脂血症　（以下摘要欄）		(4) 令和1年11月24日					

11 初　診		回	点	公費分点数
12 再診	再　診	77 × 2 回	154	
	外来管理加算	52 × 2 回	104	
	時間外	50 × 1 回	50	
	休　日	× 回		
	深　夜	× 回		
13 医学管理			450	
14 在宅	往　診	回		
	夜　間	回		
	深夜・緊急	回		
	在宅患者訪問診療	回		
	その他			
	薬　剤			
20 投薬	21 内服 薬剤	84 単	1736	
	内服 調剤	11 × 1	11	
	22 屯服 薬剤	単		
	23 外用 薬剤	単		
	外用 調剤	× 回		
	25 処　方	108 × 1 回	108	
	26 麻　毒	回		
	27 調　基			
30 注射	31 皮下筋肉内	回		
	32 静脈内	回		
	33 その他	回		
40 処置	処置	回		
	薬剤			
50 手術麻酔	手術・麻酔	回		
	薬剤			
60 検査	検査	7 回	857	
	薬剤			
70 画像診断	画像診断	回		
	薬剤			
80 その他	処方せん	回		
	その他			
	薬剤			

(5) 高尿酸血症　　令和1年10月 5日
(6) 大腸がん（疑）　令和2年 4月15日
(7) 糖尿病（疑）　令和2年 4月15日

(12) ＊再診料、時間外対応加算2
　　再診 明細書発行体制等加算　　　　　　　77 × 1
　＊再診料、再診 夜間・早朝等加算
　　時間外対応加算2
　　再診 明細書発行体制等加算　　　　　　　127 × 1

(13) ＊特定疾患療養管理料　　　　　　　　　　225 × 2

(21) ＊ラニラピッド錠 0.05mg 1錠
　　リクシアナOD錠 30mg 1錠
　　イルベタン錠 100mg 1錠
　　ザイロリック錠100 100mg 1錠　　　　　53 × 28

　＊メバロチン錠10 10mg 1錠　　　　　　　6 × 28
　＊マーズレンS配合顆粒 2g　　　　　　　　3 × 28

(25) ＊特定疾患処方管理加算2（処方料）　　　66 × 1

(60) 血液化学検査 10項目以上
　　総ビリルビン、総蛋白、AST、ALT
　　ALP、LD、γ-GT、CK
　　LDL-コレステロール、中性脂肪
　　ナトリウム及びクロール、カリウム
　　尿素窒素、クレアチニン、尿酸、グルコース　109 × 1

　　腫瘍マーカー（2）2項目
　　CEA、CA19-9　　　　　　　　　　　　230 × 1
　　末梢血液一般検査、ヘモグロビン A1c　　70 × 1

療養の給付	請求点	決定点	一部負担金額
保険	3,470		
①			
②			

> 病名と診療内容に相違がないか確認します。病名が不足している場合は、医師に確認しましょう。内容と病名に相違がある場合は、返戻または減点の対象になります

j

では、レセプト点検のポイントを、後期高齢者（自己負担：1割）のレセプト（院内処方）（図3-1・3-2）を例に見ていきましょう

図3-2 後期高齢者（1割）のレセプトのイメージ（院内処方） B-2枚目

実日数2日ですが点数が異なっています。1日は夜間早朝等加算50点が含まれており、その日は18時以降など、夜間早朝等加算が算定できる時間帯に来院していると考えられます

ラニラピッド錠　➡　(3) 病名
リクシアナOD錠　➡　(1) 病名
イルベタン錠　➡　(3) 病名
ザイロリック錠　➡　(5) 病名
メバロチン錠　➡　(4) 病名
マーズレンS　➡　(2) 病名
※病名欄に該当しない薬があった場合は医師に確認しましょう

腫瘍マーカー検査2項目と、HbA1cは病名が必要です。
この場合、腫瘍マーカー CEA/CA19-19 に対して大腸がんの疑い病名がついています。もし、病名欄に大腸がんの確定病名がついていたら、検査の腫瘍マーカーではなく、⑬医学管理等の悪性腫瘍特異物質治療管理料で算定することになります。病名に対して算定方法が間違っていないかを確認してください。
また、HbA1cは糖尿病に対する検査ですが、この場合は疑いで検査を行っています。糖尿病患者に対して行った場合は糖尿病の確定病名になります。このように、患者さんの状態や病名によっても確定・疑いと異なる記載になります

1 レセプト点検　201

2 オンライン請求

電子レセプト内の請求データがきちんと整ったら、次はオンライン請求を行います。電子レセプトでの作業は、勤め先のクリニックが扱っている端末によってさまざまですが、オンライン請求に関する内容や画面は、どの医療機関も同じです。

1 オンライン請求の手順

　オンライン請求を行う際、誤った情報を送ってしまうと、そのあとの取消し等の作業に時間を取られてしまいます。慎重かつ確実に作業しましょう。「1 レセプト点検」の点検作業と同じく、ミスを減らすには、正しい手順を身につけるのが近道です。社会保険診療報酬支払基金「オンライン請求システム操作手順書【運用】編 ＜医療機関・薬局用＞」をもとに、以下、手順を見ていきましょう。

① **オンライン請求システムを起動する。**

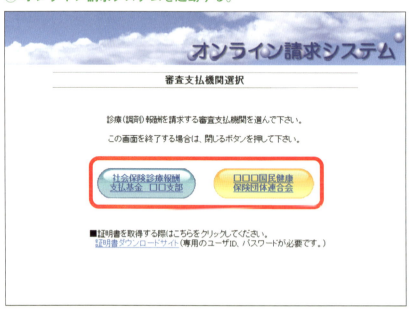

② オンライン請求システムにログインする。

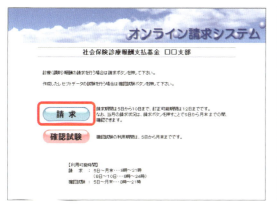
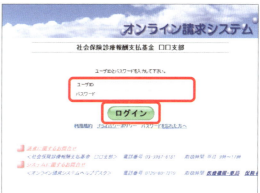

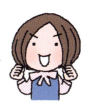

パスワードは6か月に一度変更します

③ レセプトデータを送信する。

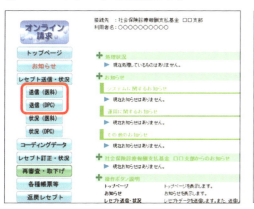
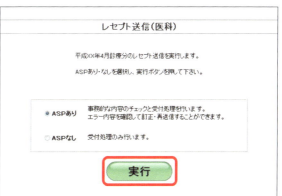

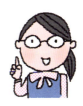

この段階では送信しただけで確定はしていません

2 オンライン請求 203

④ **請求状況を確認する。**

請求状況を確認した結果、請求する場合は「請求確定」を、請求を取消す場合は「請求取消」を必ず実行してください。

毎月10日24時時点で請求確定されていないデータは、システム側で自動的に確定されます。

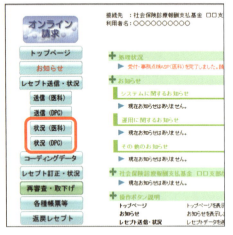
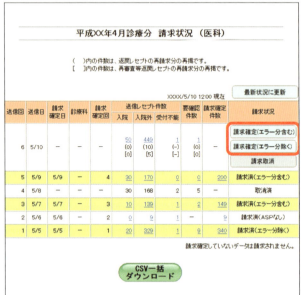

⑤ **請求を確定する。**

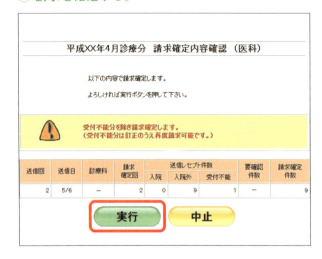
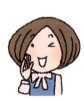

⑥ オンライン受領書を必ず発行する。

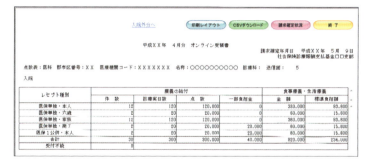

⑦ トップページに戻り、「ログアウト」ボタンを押してログアウトする。

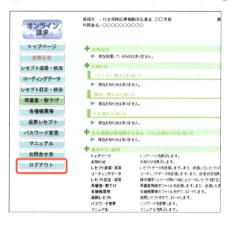
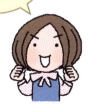

※社会保険診療報酬支払基金「オンライン請求システム操作手順書【運用】編＜医療機関・薬局用＞」
https://www.ssk.or.jp/seikyushiharai/rezept/iryokikan/download/download_01.files/online_m_i.pdf

2 電子媒体による請求

　電子媒体による請求は、レセプトコンピュータでレセプト請求用のファイルを作成し、それをフロッピーディスクやCD-R（光ディスク）などに書き込んで、支払基金や国保連合へ郵送します。

3 返戻・増減点・過誤調整

レセプトはすべてが請求通りに通るわけではありません。一般的には当月請求分のレセプト点検を行っている最中に、不備があり審査が通らなかった前月請求分のレセプトが戻ってきます。その内容として **返戻・増減点・過誤調整** の3つがあり、それぞれ適切な処理をしなくては請求が立ちません。

レセプトが受理されない場合の処理のされ方

保険請求業務は、レセプトを審査支払機関（支払基金、国保連合）に送ることだけではありません。当月請求分よりも前に送ったレセプトは審査され、記載や算定に不備がある、または請求が妥当だと認められないなどの理由で審査決定ができなかった場合、保険医療機関に戻されます（図3-3）。

それら不備のあるレセプトの処理のされ方には「返戻」「増減点」「過誤調整」があり、それぞれ適切な対応をしなければなりません。

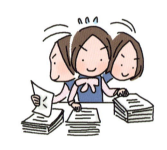

 実際に戻される様式は記載方法がとても難しいですよね…

 どうすればよいかわからなくて的確な処理ができていない、または処理をせずにそのまま放置しているケースが多いみたいね

 わかりますわかります

図3-3　審査とレセプトの流れ

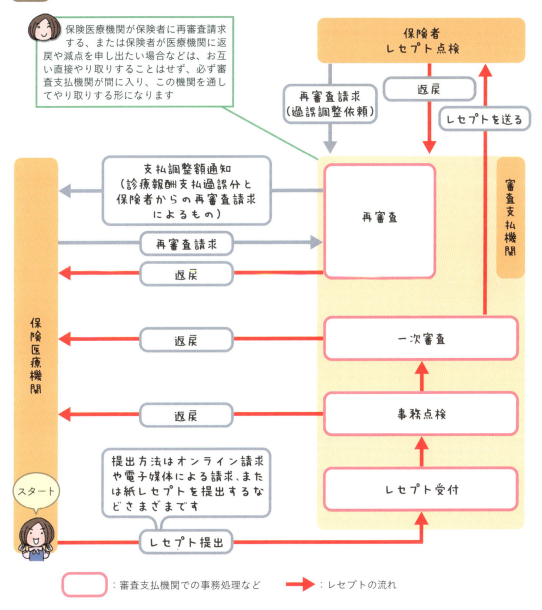

3　返戻・増減点・過誤調整

返戻

　レセプトは、審査支払機関（支払基金または国保連合）で審査されます。そこで審査決定ができないレセプトは、付箋が貼付されて医療機関に返戻されます。また、返戻の際には、不備の内容などを記した「返戻内訳書」（図 3-4）が一緒に送られてきます。

どういう状態？

　「返戻＝そのレセプトの請求額全部が保留」であるため、正しく補正して送り返さない限り、その金額全部が処理（振り込み）されることはありません。

対処法は？

　レセプトに貼付された付箋の内容に基づいて正しく補正し、なるべく早く審査支払機関に再請求する必要があります。内容が正しければ正常に受付されます。

<正しい補正のポイント>
・戻ってきたレセプトの訂正箇所を二重線で削除し、正しい内容に修正します
・返戻されたレセプトについている付箋は、再提出のときもつけたままにします
・請求書をつけて編綴（へんてつ）します

これだけ！アドバイス

● 返戻に関する 2 つの注意点

① 請求期日は毎月 10 日で、保険請求と同じです。10 日までに提出できなかった場合は、次月の 10 日までに提出しましょう。

② 付箋は取らずに、必ずつけたままで送ること。

図3-4 返戻内訳書（社保）のイメージ

（機械様式第20号の2）

　　　　　　　　　　　　　　　　４月分　返戻内訳書　　　　　　　　　ページ　　1

医療機関コード：12.3456.7
医療機関名　　：〇〇医院　　　　　　　御中　　　　　　　　　社会保険診療報酬支払基金〇〇〇支部

資格返戻	診療年月	受付番号	保険者番号等	区分	給付区分	氏名	日数	請求点数	一部負担金	患者負担金額（公費分）	食事・生活基準額	食事・生活標準負担額	事由
*		0205-56.789.243	0613****	本・外		〇〇 一郎	3	1,300					5006【保険者による資格返戻】記号・番号の誤り
		0205-56.789.012	0613****	本・入		〇〇 太郎	14	50,013			¥28,624		6002 傷病名を整理願います
	0203	0205-56.789.123	0613****	家・外	長	〇〇 花子	10	23,456					5106 給付割合の不備です

Ⓐの診療月と異なる場合に表示されます。当月とは限りませんので、査定された月を確認してください

「事由欄」には、返戻事由コード、返戻事由を表示されます。戻ってきたレセプトに貼ってある付箋にも書いてあるので、返戻となった理由を確認します

 返戻になった分は、必ず再提出！

 再提出しないとお金が入らないんですよね

 でも、支払いは通常よりも遅れちゃいますね…

 そう、だから返戻のないレセプト作成が大切よ！

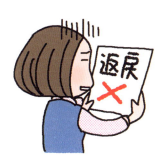

増減点

　返戻と同じく提出したレセプトで、審査の結果、請求内容が妥当でないと考えられるものについて減点等が行われ、「増減点連絡書」（図 3-5）が送られてきます。

どういう状態？

　妥当だと認められないもの以外は審査が通り、支払い決定となりますが、**認められずに減点された部分**に対しては、再審査請求（医療機関側からの再審査請求 ➡ p.212）を行わない限り、請求点数が復活することはありません（減点以外の分は正常に処理されます）。

対処法は？

　カルテ等を見ながら、減点された内容について「**なぜ減点査定になったのか？**」と原因を究明します。結果、医療機関側の不備であれば、これからの注意事項として、スタッフ全員で内容を共有します。
　もし、内容に不備があると思えず不服である場合は、その内容を再審査請求（医療機関側からの再審査請求 ➡ p.218）をすることができます。

> ＜よくある減点対象＞
> ・病名漏れ、適応外の算定、重複の算定など
> ・特定疾患療養管理料算定の患者に対して処方を行った場合の特定疾患処方管理加算 1・2 の算定誤り
> ・悪性腫瘍（がん）病名がある方の腫瘍マーカー検査算定誤り
> ・月に 1 回と決められた検査の過剰算定（例：HbA1c を月 2 回算定など）

増減点表は、基本的に減点がほとんどです

図3-5 増減点連絡書（社保）のイメージ

過誤調整（再審査請求）

　審査支払機関で診療報酬の額が決定したあとレセプトは、保険者に送られます。次に**保険者が審査**し、請求内容が妥当でないとみなしたレセプトがあれば、**審査**支払機関に戻し、再審査を請求（保険者側からの再審査請求）します。これを審査支払機関が再審査を行い、保険者の申し立てを認めた場合は、翌月分で返戻または減額され、医療機関に「**再審査等支払調整額通知票**」（図3-6・3-7）が送付されます。

どういう状態？

　審査支払機関では一度認められたものの、支払い側の保険者が不服で妥当だと認められず、保険者が審査支払機関に申し立てを行い、審査支払機関からも申し立てが認められた場合、過誤調整で返戻または減点処理されます（審査支払機関の減点等よりも数か月後に医療機関に送られてきます）。

対処法は？

　返戻・増減点の場合と同じく、返戻はレセプトを補正して再請求し、増減点は減点の原因を究明します。なお、増減点に不服の場合は医療機関側も再審査請求（医療機関側からの再審査請求）を行うことができます。

戻ってきたレセプトに対して、どこをきちんと修正または内容に対する理由（コメント）をつければ受理されるのか、よく考えて再度提出してください

保険者の再審査による通知票は、最初にくる審査支払機関からの返戻・増減点よりも遅れて通知がきます

図3-6 再審査等支払調整額通知票（返戻分）のイメージ

図3-7 再審査等支払調整額通知票（補正・査定分）のイメージ

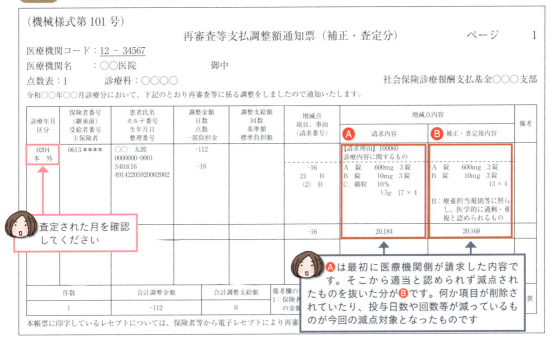

3 返戻・増減点・過誤調整

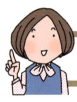

4 突合点検・縦覧点検・入外点検

審査支払機関は、オンラインまたは電子媒体を通して請求している医療機関を対象にレセプトの点検を行っています。点検の種類には、レセプト内容の記載不備や請求内容が妥当だと認められないものがないかのチェックのほかに、突合点検・縦覧点検・入外点検と呼ばれるものがあります。3つの違いを同時に覚えておきましょう。

突合点検

審査支払機関が、院外処方として処方箋を発行した医療機関のレセプトと、調剤薬局の調剤レセプトを突き合わせて点検することを突合点検といいます（図3-8）。突合点検では、投与量、投与日数・病名等に不都合がないかがチェックされ、不備があれば、医療機関に「突合点検結果連絡書」（図3-9）が送付されます。

突合点検の処理

勤め先のクリニックに「突合点検結果連絡書」が届いたら、次の処理を行います。

① まず減点内容を把握し、減点の理由が、勤め先のクリニックの発行した処方箋の内容の不適切によるものなのか、調剤薬局が処方箋と異なる調剤を行ったためなのか原因を究明します
② 調剤薬局の不備だと思われる場合、必ず調剤薬局に連絡して内容を確認します
③ 調剤薬局の不備で減点になっていることが判明した場合には、「突合点検結果連絡書」に直接その旨を記載した「処方箋内容不一致連絡書」にそのときの処方箋の写しを一緒に添付し不一致の申し出として18日必着で審査支払機関に郵送します

調剤薬局に不備があると申し出が認められた場合には、調剤薬局の報酬から調整されます。その結果は「突合点検調整額連絡票」（図3-10）として医療機関に送られ、調剤薬局には突

合点検調整額通知票が送られます。なお、調剤薬局に非があってもそのまま18日までに申し出をしなければ、医療機関側の診療報酬から調整されることになるため注意が必要です。医療機関側の不備であった場合は申し出をする必要はなく、そのまま医療機関側の診療報酬から調整されます。

査定内容が薬局の請求による不備であっても、
18日までに申し出ないと医療機関の不備とみなされます

こわーい

図3-8 突合点検の流れ

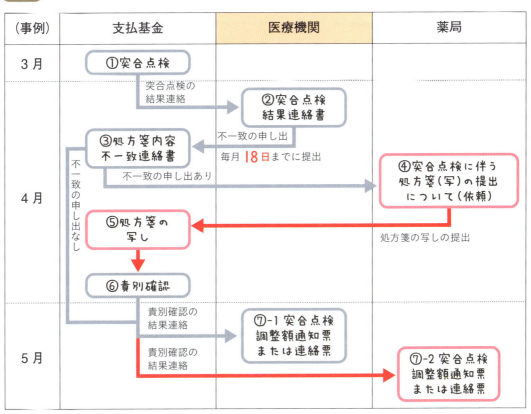

保険者が行う突合再審査もあります。処理の流れは、突合点検と同じです

4 突合点検・縦覧点検・入外点検 215

図3-9 突合点検結果連絡書のイメージ

（機械様式第120号の1）

令 和 　 年 　 月分 突 合 点 検 結 果 連 絡 書
（兼 処方箋内容不一致連絡書）

医療機関コード： 12 - 34567

医療機関名　　 ：○○医院　　　　　　　　御中　　　　　　　　　　　　　　　　　　ページ

社会保険診療報酬支払基金 ○○○ 支部

診療年月 受付番号 レセプト番号 診療科1	保険者 番号等	区　分 氏　名 カルテ番号	調整金額		増減点数 （金額）		事由	処方 月日 調剤 月日	負担	請求内容	負担	補正・査定後内容	薬局コード
			法別	金額	法別	点数 （金額）							
1231-56, 789, 100000, 005	06 ＊＊＊＊＊＊	本外 ○○ 太郎 12345678901234567890	06	-¥700	06	-100	A	0112 0112	1 1	A 錠 100mg 10錠 B 錠 10mg 3錠 20 × 10 薬剤科　　　　　200		B 錠 10mg 2錠 10 × 10 薬剤科　　　 100 A：療養担当規則等に 照らし、医学的に適応 と認められないもの 審査結果の理由等：『レ セプト記載の傷病名等 より、適応外と判断し ます。』	東京都 9876543 支払薬局 03-1234-5678

発行した処方箋の内容と相違する場合は、該当箇所を○で囲み、そのときの処方箋の写しを添付して申し出をします。

- ・こ〜〜〜きました〜〜いては、保〜〜ち処方箋〜〜り寄せ、内〜〜認の上、突〜〜よる査定の〜〜（貴院又は〜〜を決定させていただきます。
- ・申出のない査定分につきましては、翌月の支払時に貴院の診療報酬から調整させていただきます。

図3-10 突合点検調整額連絡票のイメージ

（機械様式第120号の8）

突合点検調整額連絡票（医療機関）　　　　　　　　ページ　　　　1

医療機関コード：12 - 34567

医療機関名　　 ：○○医院　　　　　　　御中

点数表：　1　　診療科：○○○○

社会保険診療報酬支払基金○○○支部

下記の突合点検等に係る減点内容について、処方箋（写）を確認した結果、
令和　　年　　月調剤分において、減点分に係る費用を調剤した保険薬局から調整しましたことを連絡いたします。

診療年月 区分	保険者番号 （継承前） 受給者番号 主保険者	患者氏名 生年月日 整理番号	調整金額 日数 点数 一部負担金	調整支給額 回数 基準額 標準負担額	増減点 （番号）、項目、 事由	増減点内容	備考
0202 本 外	0613 ＊＊＊＊	○○ 太郎 S55.09.20 13142205910001001	-2.100 -300			【薬局コード】78-54321 【所在地】○○○ 【名称】○○○薬局 【TEL】123-123-1234	
					－ 300 99 　A	請求内容 6/11 帆方月日　6/11 調剤月日　6/11 A：療養担当規則等に照らし、医学的に保険診療上適応 とならないもの ○○錠　　2錠　　　　　　　　　　　30 × 10 → 0	
件数							
1							

医療機関からの申し出が認められ保険薬局から費用調整された場合に、医療機関へ送られる様式です。調剤薬局へは「突合点検調整額通知票」が送付されます。

これだけ！アドバイス

調剤薬局の不備だと思われる場合、勝手に医療機関側だけで判断せず、必ず担当した調剤薬局に連絡して、内容を確認しましょう（突合点検結果連絡書の減点理由のところに、患者さんが利用した薬局名と電話番号が載っています）。医療機関側の勝手な判断で送ってしまうと、本当に調剤薬局の間違いであったのか、わからない部分がありますので、その後悪い関係にならないためにも、調剤薬局側にも了承を得て申し出たほうが、円滑な処理ができます。

縦覧点検

　審査支払機関が、同一医療機関における同一患者さんの当月のレセプトと、前月以前（直近6か月位前まで）のレセプトを併せて点検することを縦覧点検といいます。複数月に1回など算定制限のあるものや連月で過剰と思われる算定等を確認します。

入外点検

　審査支払機関が、入院・外来の機能をもつ医療機関に対して、同一診療月の入・外レセプトを点検すること（1か月のうちに入院と外来があった患者に対して）を入外点検といいます。

　入・外通して月1回の算定とされているものが適正に算定できているかなどを確認します。

5 再審査請求・取り下げ請求

再審査請求と取り下げ請求は、同じ用紙または、各様式を用いて手続きを行います。一見似たもののように思いがちですが、それぞれの意味はまったく異なります。手続きの手順も異なるため、ミスをなくすためにも両者の意味をしっかり押さえておきましょう。

1 再審査請求の2つの意味

「再審査請求」は文字通り、再審査を願い出る行為をいいます。しかし、医療事務で用いる「再審査請求」という言葉には、以下の2つの意味があるので注意が必要です。

- **保険者側からの再審査請求**……審査支払機関で審査したあと、保険者に送られたレセプトは、再度各保険者が点検します。そこで保険者がレセプトの内容に対して妥当でないとみなしたものに対して、保険者側が審査支払機関に再審査請求すること
- **医療機関側からの再審査請求**……審査支払機関または、保険者から減点されたものに対して不服である場合に行う医療機関側の再審査請求であること

2 医療機関側からの再審査請求と取り下げ請求について

再審査請求と**取り下げ請求**はどちらも「再審査等請求書」（図3-11）を用いて行います。似たような用紙で処理するため、混同しがちですが、もちろん意味は異なります。それぞれの違いを理解しておきましょう。

- **再審査請求**……減点されたものに対して不服である内容を「請求理由」に記載します。再審査の結果は、「再審査等支払調整額通知票」で通知されます
- **取り下げ請求**……いったん提出したレセプトの請求漏れや保険変更等の記載不備等に気づいた場合に、審査支払機関に提出し、いったん請求を取り消すことで改めて再請求し直すことができるものです

図3-11 再審査等請求書（社保）のイメージ

1枚で再審査請求、取り下げ、どちらも書ける様式と別々で書く様式のものがあります。用紙は、支払基金・国保連合それぞれのHPからダウンロードできます

5　再審査請求・取り下げ請求

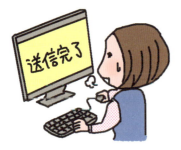

付録

① 現場で役立つ接遇・マナー
② 現場で役立つ外国人応対

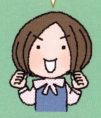

毎日、いろいろなケースの患者さんがみえると思うので、基本をまず覚えて、あとは臨機応変に対応できるように日々頑張りましょう！

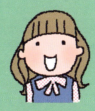
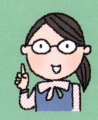

患者さんに不安を与えることなくしっかりとした応対ができるように頑張ります

付録① 現場で役立つ接遇・マナー

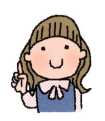

医療事務員は患者さんと最初に会う「医療機関の顔」です。医師やコメディカルスタッフの医療サービスを支える、縁の下の力持ち的な役割もあります。とても重要な役割を担っていますので、プロフェッショナルな対応を心掛ける気持ちが大切です。

また、受付はステージと同じです。常にたくさんの患者さんから見られているということを意識して慎重に応対しましょう。

ホスピタリティの大切さ

　サービス業のみならず、最近では医療現場でも頻繁に「ホスピタリティ」という言葉が使われるようになりました。「サービス」と「ホスピタリティ」の違いをひと言で言うなら、

- **言われてからするのが「サービス」**
- **言われなくてもするのが「ホスピタリティ」**

ということになります。

　「ホスピタリティ」は、「思いやり」「心からのおもてなし」という意味です。形や行動などで示す「マナー」はあくまで相手に不快感を与えないための最低限のルールです。そこに「心」が加わることで、「ホスピタリティ」になり、信頼、安心感が生まれます。

> **いつでも自分から気を配る**
> 　不安や苦痛を抱えた患者さんは、あたたかな表情とやさしい言葉がけにほっとするものです。
> 　「用事があれば向こうから声をかけてくるはず」という気持ちではなく、いつも自ら周囲に気を配り、患者さんやご家族の動きを把握するように心がけましょう。

≪セルフチェックリスト≫

チェック	
☐	業務開始前に身だしなみをチェックしていますか？
☐	あいさつを自ら進んで行っていますか？
☐	相手の目を見て、明るく、丁寧に、応対できていますか？
☐	ひとりひとりの患者さんに合わせて、事務的な応対にならないよう心掛けていますか？
☐	患者さんが話し掛けやすいように、オープンな雰囲気を作るよう心掛けていますか？

患者さんへの配慮と思いやりを態度で表現するために

①話しかけられたときは？
　いったん業務の手を止めて、目だけでなく体を向けて相手の話を聞く姿勢を取りましょう。

②ご案内で大切なことは？
　患者さんのペースに合わせて歩き、時には声をかけながらご案内しましょう。特に受付から見えづらいところは見えるところまで出てご案内するほうが丁寧です。

③患者さんと話す際の位置は？
　近づきすぎると威圧感を与えてしまいますから相手のパーソナルスペースを意識しましょう。また、座っている患者さんには、斜めの位置にしゃがんでお話するとお互いリラックスして話を進めることができます。

> 椅子に座っている患者さん等の前を横切るときや、すれ違うときには軽く会釈をします。廊下を歩くときも、常に患者さんが優先です。すぐに患者さんにゆずれる配慮をしましょう。

医療機関で使う挨拶と言葉づかい

挨拶と声掛けの言葉

言葉	状況
おはようございます こんにちは／こんばんは	患者さんなどとすれ違うとき 患者さんが来院したとき
お大事に（してください）	患者さんが帰るとき、いたわりの気持ちを表すとき
失礼します（いたします）	患者さんの病室に入る前（退室の際には「失礼しました」） 患者さんの体に触れるとき
お疲れさまでした	診察や検査・リハビリなどが終了したとき
どうなさいましたか／ いかがなさいましたか	来院した方が迷っているとき、困っているとき
すみませんが／恐れ入れますが	お願い・お断り・お聞きしたいときに

言葉づかいの悪い例・良い例

	悪い例	良い例
たずねるとき	誰ですか	どなた様ですか（どちら様ですか）
	いますか	いらっしゃいますか
	何のご用ですか	どのようなご用件でしょうか
	どうでしょうか	いかがでございましょうか
	どうしますか	どうなさいますか
	ちょっと聞きたいのですが	少々おうかがいしたいのですが
こたえるとき	ありません	ございません
	やれません（できません）	いたしかねます
	いません（います）	おりません（おります）
	行きます	うかがいます、まいります
	知りません	存じません、うかがっておりません
	わかりました	承知しました、かしこまりました
	わかりません	わかりかねます
	そうです	さようでございます
	すみません	申し訳ございません
依頼するとき	ちょっと待ってください	少々お待ちくださいませ
	電話してください	お電話をお願いいたします
	来てください	お越しいただけますか
	言ってください	お申し付けください

電話応対

電話は相手の顔が見えないため、声のトーンや速度、語気の強さなどで印象が決まります。特に医療機関では、具合の悪い方、耳の遠い方、高齢の方など、さまざまな患者さんとの電話を受けますので、安心感を与えられる話し方を身につけましょう。

＜電話応対の3つのポイント＞
1. 自分が**クリニックの代表**という気持ちで
2. 顔が見えなくても**笑顔**で応対、ハキハキと明るい声で
3. 用件を的確に聞く・伝える（**メモをとる**）

〈電話を受ける・取り次ぐ〉

| 電話が鳴ったら
メモとペンを用意 | | ○○クリニック　事務のAでございます |

 △△病院のBですが、院長様をお願いします

| 相手を確認して、
挨拶をする | | △△病院のB様でいらっしゃいますね
いつもお世話になっております
かしこまりました。院長におつなぎいたしますので、少々お待ちくださいませ |

▶ **メモの活用**

電話を受けるときもかけるときも、きちんとメモを取ることが大切です。

受ける際のメモのポイント
❶ 宛名　❷ 電話を受けた日時
❸ 相手の会社名と名前（または患者さんの名前とID）
❹ 伝言内容　❺ 相手の連絡先（連絡を折り返すときなど）
❻ 電話を受けた人の名前

かけるときは、まず相手の名前、電話番号、用件を書き留めてからかけるとよいでしょう。

付録

225

▶電話を受けるときの注意点

- 3コールまでに電話に出ましょう
  - ➡3コール以上鳴ってしまったら、「大変お待たせいたしました」と言いましょう
- 第一声が大事です。明るく、分かりやすい口調で話しましょう
  - ➡あなたの表情を、待合室の患者さんが見ています
- 用件は必ずメモをとりましょう　➡後々の申し送りが正確です
- 相づち（「はい」など）を入れましょう　➡無言や「うんうん」は×
- 受話器は相手が切ってから置きましょう
  - ➡せっかく丁寧に応対しても、最後に台無しになります
- 用件を確認するために保留が長くなりそうなときは、再度折り返すようにしましょう
  - ➡早めに判断しましょう
    - ★自分がお待たせしたと思う時間の倍の時間、相手は待たされたと感じています（立場によって体感時間が異なります）。

こんなときどうする？

- ● 相手が名乗らない…
  - ➡「失礼ですが、どちら様でいらっしゃいますか？」と応対する
- ● 相手の声が小さくて聞き取れない…
  - ➡「大変申し訳ございません。お電話が少し遠いようですので、もう一度お願いできますでしょうか？」と応対する

※電話の応対は組織によって決まりがあることがありますので、その場合は基本を踏まえ組織のルールに従ってください。

クレームの対応

クレームとは、患者さん側の期待と実情のズレから生まれます。つまり、患者さんの期待に反したときに生じる改善意見ともいえます。場合によっては、患者さんの誤解から生まれた苦情や理不尽な感情が伴う内容もあります。しかし、クレームを受けた場合は謙虚に受け止め、クリニックの代表として冷静かつ誠意をもって対応することが必要です。

▶クレーム対応の基本

①話を最後まで聞き、状況を把握する

患者さんの話は、必ず最後まで聞いてください。たとえ話に誤解があっても途中でさえぎるのは厳禁です。最後まで話を聞き、何に対するクレームで患者さんはどうしてほしいのかを冷静に判断しましょう。

②感情的にならない

クレームを出される患者さんは少なからず感情的になっています。それにつられてこちらまで感情的になってはいけません。あくまで冷静に、個人としての意識を捨てて話しましょう。

③お詫びの言葉を述べる

クレームの内容に関してではなく、ご迷惑をおかけしたことをまずお詫びします。

④言い訳しない、その場しのぎの嘘をつかない

言い訳・嘘は最も禁物です。患者さんの神経を逆なでし、一層嫌な気持ちにさせることは確実です。ミスを認める勇気も必要です。

⑤速やかに判断し、対応する

- こちらのミスだった場合　➡ミスを認め、誠意を示し、心をこめてお詫びしましょう。

- クレーム内容が誤解だった場合　➡患者さんはクレームを出したことを後悔されているはずです。誤解された医療機関にも問題がありますので、優しく声をかけ、誤解を招いたことをお詫びしましょう。

こんなときどうする？

● 自分1人では判断できない場合

➡ 長い時間お待たせすると、怒りが倍増しますので、素早い判断と行動を心掛け、すぐに先輩や上司に相談しましょう。

➡ 電話の場合は担当者または上司から、あらためて返事すると伝え連絡先をお聞きしましょう。自分の名前を必ず名乗り、相手の連絡先を聞き間違えないようにしましょう。

STEP UP

クッション言葉

クッション言葉とは……会話の中に使うことで、相手の不快感や怒りなどのマイナス感情をやわらげる効果があります。また、こちらの気持ちを受け入れてもらえる率が高まります。

- 何かを依頼するとき
  「恐れ入りますが」「お手数ですが」「ご迷惑をおかけしますが」「ご面倒ですが」「お差し支えなければ」
- 何かを尋ねるとき
  「恐れ入りますが」「失礼ですが」「お差し支えなければ」
- 要望に応えられないとき
  「申し訳ございませんが」「ご迷惑をおかけしますが」「あいにくですが」

付録② 現場で役立つ外国人応対

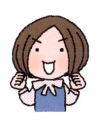

外国人の方が来院された場合、日本語が話せる方だったり、通訳できる付き添いの方がいたりすればいいですが、まったく日本語が分からない方が１人だと慌ててしまうかもしれません。

最近は、翻訳アプリ等を持参する方も多いので、アプリや身振り手振りでどうにか伝わる時もあります。ただ、毎回慌てることがないように、受付で使う説明文や、単語はあらかじめリストアップして、すぐに見られる、もしくは、指さしフレーズ集としてお見せできるものを作っておくと良いでしょう。

厚生労働省の「外国人向け多言語説明資料　一覧」などから資料をダウンロードしておくのもおすすめです。

▼厚生労働省「外国人向け多言語説明資料　一覧」
URL：https://www.mhlw.go.jp/stf/seisakunitsuite/bunya/kenkou_iryou/iryou/kokusai/setsumei-ml.html
５ヶ国語（英語・中国語・韓国語・ポルトガル語・スペイン語）の受付説明資料、問診票などをダウンロードできます。

患者さんが来院およびお帰りになる際

どうなさいましたか？	英 What's the problem? 中 您哪儿不舒服？
健康保険証はお持ちですか？	英 Do you have your health insurance card? 中 您帯健康保険証了吗？
（保険証がない場合）自費診療になります。	英 You will have to pay the full fee. 中 （如果没有保険証）需要自費治療。
この問診票に記入して頂けますか？	英 Can you please fill out this medical questionnaire? 中 请填写这张问诊表。
申し訳ありません。当院は英語（中国語）が話せるものがおりません。	英 I'm sorry. No one speaks English at our clinic. 中 非常抱歉。本院没有人会说中文。

紹介状はお持ちですか？	英 Do you have a letter of introduction?	
	中 您有介绍信吗？	
待っている間に、気分が悪くなったらすぐ申し出てください。	英 Please tell us immediately if you feel sick while you are waiting.	
	中 如果在等候期间感到不舒服，请马上告诉我们。	
名前のスペルと生年月日を教えてください。	英 Tell me how you spell your name and your date of birth.	
	中 请告诉我您的名字的拼法和出生年月日。	
今、混んでいます。ここで〇〇分ぐらいお待ちください。	英 Many patients are waiting. Please wait here for about 〇〇 minutes.	
	中 现在人比较多。请在这里等候〇〇分钟左右。	
お会計は〇〇円です。	英 The total comes to 〇〇 yen.	
	中 一共是〇〇日元。	
薬局で薬をもらってください。	英 Please receive your medicine at the pharmacy.	
	中 请到药局取药。	
お大事にしてください。	英 Take care. (of yourself)	
	中 请多保重。	

患者さんに症状等を聞く際

持病はありますか？	英 Do you have any chronic diseases?	
	中 您有慢性病吗？	
現在服用している薬はありますか？	英 Are you taking any medicines?	
	中 您有正在服用的药物吗？	
何かアレルギーはありますか？	英 Do you have any allergies?	
	中 您有什么过敏吗？	
妊娠していますか？	英 Are you pregnant?	
	中 您有没有怀孕？	
熱はありますか？	英 Do you have a fever?	
	中 您发烧吗？	

〈その他の症状〉

腹痛	英 stomachache (スタマケイク) / 中 腹痛 (フゥトン)	頭痛	英 headache (ヘデイク) / 中 头痛 (トウトン)	吐き気	英 nauseous (ノーシャス) / 中 恶心 (ウーシン)
咳	英 cough (コーフ) / 中 咳嗽 (カーソウ)	のどの痛み	英 throat pain (スロウト ペイン) / 中 嗓子疼 (サンツ タン)	鼻水	英 runny nose (ラニー ノーズ) / 中 流鼻涕 (リゥ ビィティ)
風邪	英 cold (コールド) / 中 感冒 (ガンマオ)	出血	英 bleeding (ブリィーディング) / 中 出血 (チューシエ)		

 人体の図をお見せして具合の悪い部位を指さしで選んでもらうのもひとつの方法です

現場でよく使われるその他の単語

受付	英 reception (レセプション) / 中 挂号 (グァハオ)	内科	英 internal medicine (インターナル メディシン) / 中 内科 (ネイクァ)	待合室	英 waiting room (ウェイティング ルーム) / 中 候诊室 (ホウジェンシィ)
初診	英 first visit (ファースト ビジット) / 中 初诊 (チュージェン)	再診	英 return visit (リターン ビジット) / 中 复诊 (フゥジェン)	保険証	英 health insurance card (ヘルス インシュアランス カード) / 中 保险证 (バオシェンジェン)
診察券	英 patient ID card (ペイシェント アイディー カード) / 中 就诊卡 (ジゥエンジェンカァ)	問診票	英 (medical) questionnaire (メディカル クエスチョネア) / 中 问诊表 (ウェンジェンビィオ)	処方箋	英 prescription (プリスクリプション) / 中 处方 (チューファン)
薬局	英 pharmacy (ファーマシー) / 中 药局 (ヤオジュィ)	再診予約	英 a return appointment (ア リターン アポイントメント) / 中 复诊预约 (フゥジェンユュユエ)		

英 英語、中 中国語簡体字（中華人民共和国などで使用）

付録

231

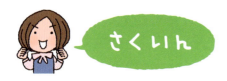

さくいん

英字

A類疾病 59,62
B類疾病 59,64
B-V 176
X-D 188
X-P 188

あ行

悪性腫瘍特異物質治療管理料 108,110
アンプル 150
医学管理料 101
医療券 30,31
医療券連名簿 33
医療要否意見書 32,58
院外処方 76,132,137
院内処方 76,132,133
エックス線診断 187
エックス線診断料 186,187
往診料 118
オンライン診療料 87,104,92
オンライン請求 202

か行

会計書 76
介護保険主治医意見書 66
介護保険主治医意見書作成依頼書 68
介護保険主治医意見書作成料請求書 69
外来管理加算 95,96
外来迅速検体検査加算 173,174
過誤調整 206,212
画像診断 186

画像診断管理加算 186,189
紙カルテ 45,76
カルテ 45
がん検診 54
基本診療料 87,155,170
休日・夜間等受診証 35
協会けんぽ 11,13
共済組合 11,13
業務災害 70
組合管掌健康保険 13
契約医療機関 28
血液学的検査 172,177
血液採取 176
血糖自己測定器加算 129
健康診断 55
健康診断証明書 56
健康保険給付外 48
検体検査 169,172
検体検査実施料 172
検体検査判断料 175
限度額適用・標準負担額減額認定証 24
限度額適用認定証 23,24
後期高齢者 12,18
後期高齢者医療被保険者証 18
向精神薬 145
公費（公費負担医療制度） 26,29
公災（公務災害） 73
高齢受給者証 20,21
国民健康保険 10,12,16
国民健康保険組合 16
国民健康保険被保険者証 10,16
子ども医療費助成制度 25

さ行

細菌培養同定検査 179

細菌薬剤感受性検査 179
再審査請求 210,212,218
再審査等支払調整額通知票 212,213
再審査等請求書 218,219
再診料 90,93
在宅医療 118
在宅患者診療・指導料 118
在宅患者訪問診療料 118,120
在宅時医学総合管理料 124
在宅自己注射指導管理料 128
在宅療養指導管理料 118,127
撮影料 188,189
資格証明書 15,16
時間外緊急院内画像診断加算 189
時間外緊急院内検査加算 173
自己負担限度額 24
自己負担上限額管理票 36,37
自己負担割合 9
施設入居時等医学総合管理料 124
自治体公費 29
指定医 39
指定医療機関 28,39,71
指定難病 36,39,106
自動車損害賠償責任保険 70
自賠責保険 70,75
社会保険 13
社会保険被保険者証 13
写真診断料 187,188
縦覧点検 214,217
受給者証 7,20
手術医療機器等加算 165
受診券 52
傷病手当金意見書交付料 116
静脈内注射 152,154
職域保険 13
初診料 90

処置医療機器等加算 ……………… 159	電話再診料 ………………………… 97	病理判断料 ………………………… 184
処置料 ……………………………… 155	動機付け支援 ……………………… 50	不活化ワクチン …………………… 60
処方箋 ……………………………… 139	透視診断料 …………………… 187,188	福祉医療費助成制度 ……………… 25
処方箋料 ……………………… 132,137	導入初期加算 ……………………… 130	複数科再診料(複再) ……………… 99
処方料 ………………………… 133,134	投薬 ………………………………… 132	複数科初診料(複初) ……………… 99
診察券 ……………………………… 47	特定医療 ……………………… 36,107	返戻 …………………………… 206,208
新生児加算 ………………………… 189	特定医療費受給者証 ……………… 36	返戻内訳書 …………………… 208,209
診断書 ……………………………… 57	特定健康診査(特定健診) ……… 49,50	保険証 ……………………………… 7
診断穿刺・検体採取料 …………… 175	特定疾患処方管理加算 ……… 141,144	補正 ………………………………… 208
診療依頼書 ………………………… 33	特定疾患療養管理料 ‥ 104,144,210	
診療情報提供書 …………………… 115	特定保険医療材料料	
診療情報提供料 ……………… 114,115	……………… 127,158,165,177,186	**ま行**
診療報酬点数 ……………………… 87	特定保健指導 ………………… 49,50	
診療報酬明細書 ………………… 8,86	特定薬剤治療管理料 ………… 110,111	マルメ算定 …………………… 100,172
診療録 ……………………………… 45	特掲診療料 ………………………… 87	明細書 ……………………………… 78
生化学的検査 ………………… 172,178	突合点検 …………………………… 214	明細書発行体制等加算 ………… 79,95
生活保護 ………………………… 30,53	突合点検結果連絡書 ……………… 214	メタボリックシンドローム …… 49
生体検査 ……………………… 169,180	突合点検調整額連絡票 …… 214,216	免疫学的検査 ………………… 172,178
政府管掌健康保険 ………………… 13	取り下げ請求 ……………………… 218	問診票 ……………………………… 41
積極的支援 ………………………… 50		
船員保険 ………………………… 11,13	**な行**	**や行**
前期高齢者医療制度 ……………… 20		
全国健康保険協会管掌健康保険	生ワクチン ………………………… 60	薬剤情報提供料 …………………… 135
…………………………………… 13	難病外来指導管理料 ……………… 106	薬剤料 ………………… 127,149,150,155,
増減点 ………………………… 206,210	入外点検 ……………………… 214,217	158,165,170,176,181,190
増減点連絡書 ………………… 210,211	尿・糞便等検査 ……………… 172,177	予防接種 …………………………… 59
創傷処置 ……………… 156,160,167	任意継続保険 ……………………… 14	
創傷処理 ……………………… 166,167	任意接種 …………………………… 59	**ら行**
	熱傷処置 …………………………… 160	
た行		利用券 ……………………………… 52
	は行	領収書 ……………………………… 76
注射手技料 …………………… 149,151		療養費同意書交付料 ……………… 117
注射料 ……………………………… 149	バイアル …………………………… 150	療養補償給付たる療養の
注入器加算 ………………………… 130	非指定医療機関 …………………… 71	給付請求書 …………………… 71
注入器用注射針加算 ……………… 130	微生物学的検査 ……………… 172,179	レセプト ……………………… 8,86,196
調剤技術基本料 ……………… 133,134	皮内・皮下および筋肉内注射	レセプトコンピュータ ……… 45,86
調剤料 ………………………… 133,134	…………………………… 151,154	労災保険 …………………………… 70,71
通勤災害 …………………………… 70	皮膚科軟膏処置 …………………… 160	労働者災害補償保険法 …………… 70
定期接種 …………………………… 59	皮膚切開術 ………………………… 168	労災(労務災害) ………………… 73
手帳記載加算 ……………………… 135	病名転帰 …………………………… 198	ロタウイルスワクチン ………… 65
電子カルテ …………………… 45,46,76	病理学的検査 ………………… 169,183	
点滴注射 ……………… 152,153,154	病理診断料 ………………………… 184	

233

● 著　者　　**酒井 深有**（さかい みゆき）

株式会社 GLANZ（グランツ）代表
病院勤務を契機に、病院・クリニック・調剤薬局・医療ソフトメーカー・レセプト点検請負・新人現場教育など幅広い業務に 20 年に渡って携わり現場スキルを身につける。その後、独立し株式会社 GLANZ を設立。医療事務こそが医療サービスの基盤（土台）を支え、医療機関の安定と患者さんの安心・信頼につながるという指針を基に、「現場力」を重視したスキルアップ指導を行う。特に医療機関のカラーに応じたオーダーメイド指導に定評があり、これまで 500 名以上に提供している。

装　　丁　　● 佐藤 綾子（Tangerine Design）
イラスト　　● すぎやまえみこ
編　　集　　● 株式会社ビーコムプラス

> 法改正・正誤等の情報につきましては、『生涯学習のユーキャン』ホームページ内でご覧いただけます。
> https://www.u-can.co.jp/book

ユーキャンの医療事務　リアルにわかるお仕事マニュアル〈クリニック編〉

2020 年　7 月 27 日　初　版　第 1 刷発行
2020 年 12 月　4 日　初　版　第 2 刷発行
2021 年　5 月 11 日　初　版　第 3 刷発行

発行者　　品川泰一
発行所　　株式会社 ユーキャン 学び出版
　　　　　〒 151-0053
　　　　　東京都渋谷区代々木 1-11-1
　　　　　Tel 03-3378-2226
発売元　　株式会社 自由国民社
　　　　　〒 171-0033
　　　　　東京都豊島区高田 3-10-11
　　　　　Tel 03-6233-0781（営業部）
印刷・製本　シナノ書籍印刷株式会社

※落丁・乱丁その他不良の品がありましたらお取り替えいたします。お買い求めの書店か自由国民社営業部
　（Tel 03-6233-0781）へお申し出ください。
© Miyuki Sakai 2020 Printed in Japan
本書の全部または一部を無断で複写複製（コピー）することは、著作権法上の例外を除き、禁じられています。